正しい理解が治療の第一歩

乳がん

杏林大学医学部教授
井本 滋

つちや書店

はじめに

日本人女性で乳がんを罹患する方は増加の一途にあり、生涯で乳がんと診断される確率は9人に1人といわれています。乳がんの有効な予防法はまだありませんので、外科療法、薬物療法、放射線療法を適切に組み合わせて、乳がんの根治を目指す集学的治療が極めて重要です。一方、遺伝性乳がん卵巣がん症候群の可能性が高い患者さんには、BRCA遺伝学的検査やリスク低減乳房手術が保険診療として行われています。

がんは遺伝子の変異が積み重なってできる病気ですが、乳がんの画像診断や病理診断、遺伝子診断をとおして、患者さん、ご家族に寄り添う医療の実践がますます大切になっています。

がんと聞くと恐ろしいイメージを思い浮かべるかも知れませんが、今や2人に1人が生涯でがんと告知される時代です。しかし、がん以外にも糖尿病、高血圧、心臓病、脳卒中、認知症など、ご本人と、そのご家族の人生を変える可能性のある病気はたくさんありますので、乳がんと診断されても治癒に向けて積極的に取り組むことをおすすめします。

本書は2024年10月時点での乳がん診療の現状と最新治療について紹介しています。執筆に当たっては、標準治療に関する情報や最新医学の情報を丁寧にかつ分かりやすく解説することを心がけました。筆者として、乳がんの治療に向かうご本人とご家族にとって、少しでも心の拠り所になれば幸いに存じます。

今日も明日もその先も、共に頑張りましょう!

杏林大学医学部 乳腺外科教授　井本　滋

正しい理解が治療の第一歩 乳がん もくじ

PART 2 乳がんの病期（ステージ）と治療の組み立て

PART 3
乳がん治療の根幹をなす手術療法

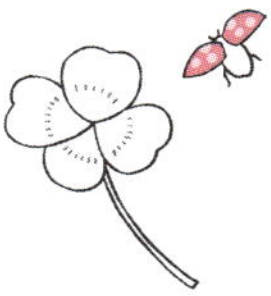

PART4 がん細胞をたたく放射線療法と薬物療法

PART 5 再発・転移したときの考え方と治療

PART 6 新たな乳がん診療の展望

PART 1

「乳がん」について正しく知ろう

進行が早い乳がんもあれば、
進行の遅い乳がんもあります。
がん細胞の性質や病変の広がり方も
ケースによって違います。
そのため、正確な診断により
最良の治療が組み立てられます。

9人に1人が「乳がん」になる時代

- 女性の乳がんの患者数は、年間10万人を超える
- 発症のピークは40代。60代で再び増加
- 日本における乳がん検診受診率は44・6％で、欧米と比べて依然として低い
- 乳がんの根治率は高く、「10年相対生存率」は約87・5％

「乳がん」は身近な病気のひとつ

日本人女性の乳がんの患者数は1985年に年間約2万人でしたが、2002年には約3万5000人となり、現在では10万人を超えたと推計されます。また、一生のうちに乳がんと診断される割合は、50年前は「50人に1人」といわれていましたが、15年前には「16人に1人」に、さらに現在では「9人に1人」といわれ、今や身近な病気のひとつになりました。

一方、アメリカやヨーロッパでは乳がんの発生率が日本よりも高く、アメリカでは8人に1人が乳がんを発症するといわれています。欧米化した生活習慣を考えれば、今後、

乳がんの症例数

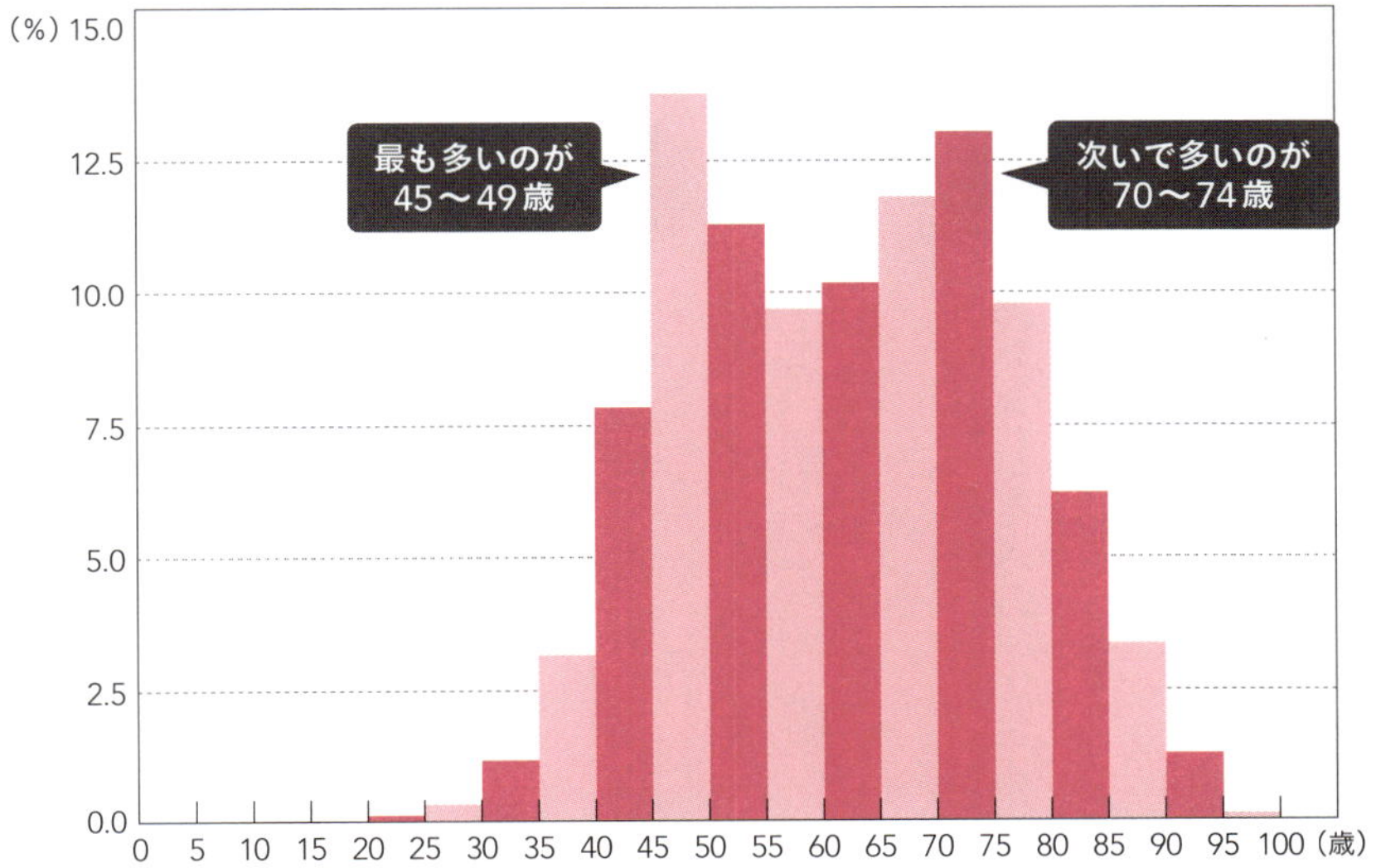

2020年度『全国乳がん患者登録調査報告—確定版—』(日本乳癌学会)

日本人女性の乳がんは、欧米と同じ発生率になると推測されます。

年代別では40代が最も多い

乳がんの症例数を見てみると、35歳頃から上昇が目立つようになり、40代で急激に増加し、その結果、45～49歳で最も多くなります。その後、やや減少するものの、再び60～74歳で症例数はぐんと増加します。

年代別に見ると、いちばん多いのが40代、次いで70代、60代、50代と続きます。

女性がかかるがんのトップは「乳がん」

乳がん罹患《りかん》率※の国際比較を見ると、欧米、特にアメリカは高い傾向にありましたが、2000年頃からは横ばい傾向になっています。

しかし、日本人女性の乳がんは、まだまだ増加傾向にあります。おそらくそれは、検査受診率に関係があると思われます。乳がん検診受診率は、欧米諸国が60~70%台であるのに対して、日本では44・6%と依然として低い状況です。

女性のがんの罹患者数を見てみると、**トップが「乳がん」、次いで「大腸がん」「胃がん」が続きます。**しかし、死亡数を見ると、「大腸がん」が最も多く、次いで「肺がん」「肝臓がん」「胃がん」「乳がん」と続くため、乳がんの死亡率はほかのがんに比べて低いことがうかがえます。

さらに、乳がんと診断された人の「10年相対生存率」、つまり病気がわかってから10年間生存する確率は約87・5%で、早期にがんが発見できてリンパ節などへの転移のない段階であれば、約99・1%が治るといわれています。この数字からも、早期発見が治療にいかに有効であることかがわかります。

※乳がん罹患率とは、乳がんにかかる危険の大きさ(リスク)を示す指標のこと。

国別比較 女性の乳がん検診受診の割合（40～69歳）

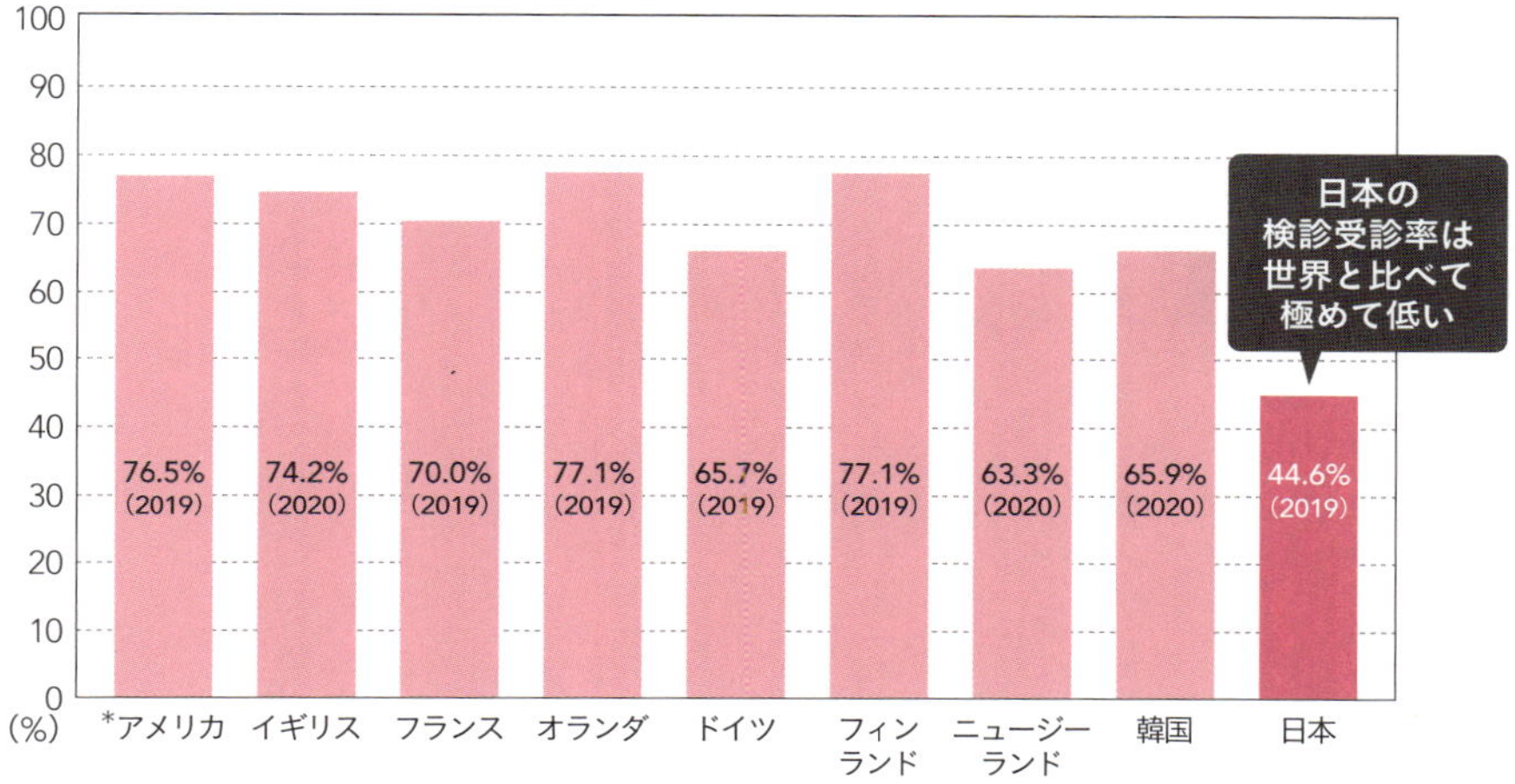

＊加入保険により対象者、受診間隔は異なる。　OECD Health Statistics 2022

がん別に見た10年相対生存率（臨床進行度別）

	病期（ステージ）				全体
	Ⅰ期	Ⅱ期	Ⅲ期	Ⅳ期	
乳がん	99.1	90.4	68.3	16	87.5
子宮がん	92.9	71.7	54.6	16.9	70.7
大腸がん	93.6	83.9	69.4	11.6	67.2
胃がん	90.9	59.3	34.6	6.9	66
膀胱がん	81.9	59.3	43.9	11.9	65.1
肺がん	72.4	35.2	13.5	2	34.5
食道がん	68.2	37.4	18.8	5.8	33.6
肝細胞がん	33.4	18.9	9.2	2.2	21.8

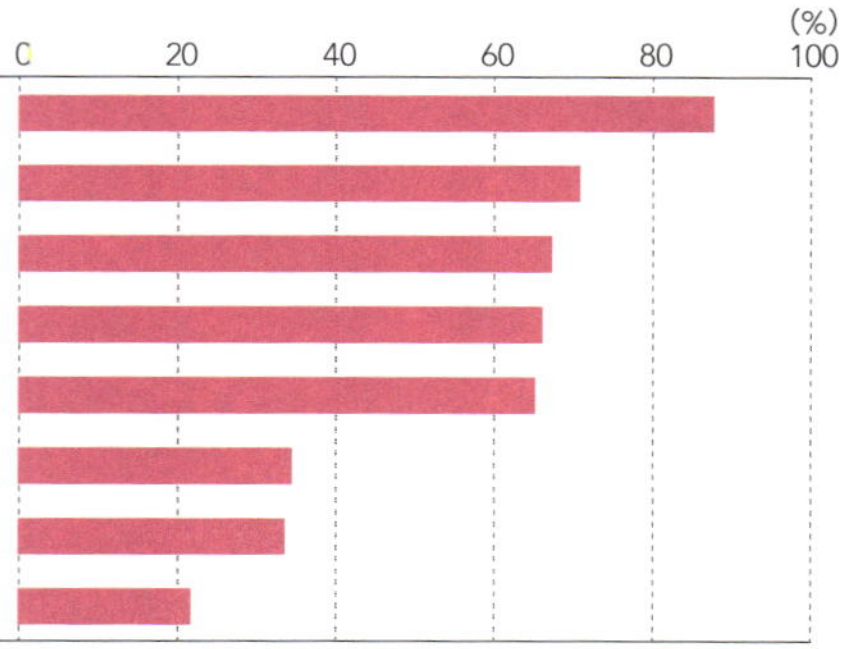

※病期はがんの進行度を示す指標（%）。10年生存率は2007年と2008年診断例の10年生存率。

国立研究開発法人　「国立がん研究センタープレスリリース」2021年4月27日より、
10年相対生存率（がん以外による死亡の影響を取り除いた生存率）を作図。

がんと診断されて、誰もがたどる心の状態

✦体には治癒力、心には回復力がある
✦3つの心のプロセスを経て、誰もが不安から立ち直る

ほとんどの人が一時、なにも考えられなくなります

「がん」と診断されるだけで、どんながん、どのステージにもかかわらず、なにも考えられなくなってしまう人が多くいます。しかし、**現在は10年前と比べても治療法が飛躍的に進化しています。**しかも、一生涯において2人に1人がなんらかのがんと診断され、9人に1人が乳がんにかかる時代です。がんはすでに私たちの身近な病気ですから、**あまり悲観的に考えずに〝乳がんなんだ、でも大丈夫〟くらいに思って向き合っていくことが大切です。**

今、落ち込んでいたとしても、がんと向き合うことができれば、必ず立ち直れるきっかけがあります。あせらなくても大丈夫。**私たちの体に自然治癒力があるように、心に**

も自然な回復力があります。

もし、しばらく経っても落ち込みやうつ状態と思われる場合には、担当医や外来の看護師に相談してください。クリニックや病院にもよりますが、がん支援相談室など心のケアや経済的な公的支援ができる窓口もあります。

不安をくぐり抜ける心のプロセス

がんと診断されたときに心がたどる道筋は、驚くほど共通しています。

第1段階はがんの告知を受けた直後の数日間。「なにかの間違いでは？」という疑いと打ち消しの気持ちに心がおおわれます。信じたくないことからの自己防衛反応が強く生まれ、ショックを乗り越えるのに大変な時期です。

この後、少しずつ心が回復し、「物事に集中できない」などの異常に気づくのが第2段階です。不安と悲しみが交互に押し寄せ、社会と隔絶した疎外感は強いままです。さらに数週間の経過で落ち着きを取り戻し、がんを受け入れて新しい自分の行動と未来を見定めようとする立ち直りの心が芽生えます。これが「再適応」とよばれる第3段階です。

ほとんどの患者さんが同じ道をたどり、やがて立ち直ってがんに向き合い、しっかりと歩いて行くようになります。

なぜ、乳がんが急激に増えているのか？

- おもな原因は、生活様式や食生活の欧米化による体質の変化
- エストロゲン（女性ホルモン）が乳がん発症に深く関与
- 遺伝性（家族性）乳がんは、発症リスクが16倍以上

欧米化した生活様式が乳がんの発生因子に

乳がんの罹患者が急増している背景には、欧米化した生活様式なども考えられます。高脂肪・高タンパクの食事によって日本人の体格や体質が欧米人と近似してきており、**過剰栄養による肥満（肥満度が20％以上の人は要注意）が乳がんの発症リスク（危険因子）を高めているようです。**

また、**乳がんの発症にはエストロゲン（女性ホルモン）の関与が明らかになっており、初潮年齢の早い人、閉経年齢の遅い人、出産経験のない人、初産の年齢が高い人、運動習慣のない人、**喫煙やアルコールの多量摂取なども、乳がんのリスクを高める要因と考えられています。

乳がんにかかりやすいリスク

女性ホルモンに関連する因子

- 初潮は早く、閉経が遅い
- 未婚・晩婚・出産歴がない

遺伝に関連する因子

- 血縁者（母・姉妹・娘）に、乳がんになった人がいる

生活習慣に関連する因子

- 運動不足
- 多量の飲酒と喫煙
- 閉経後の肥満
- 欧米化した食生活
- 長期にわたる不規則な生活

その他の因子

- HRT（ホルモン補充療法）を受けたことがある
- ピルを使用している
- 放射線の大量被曝
- 糖尿病
- 高身長

一方、男性もごくまれに乳がんにかかります。あらゆる年齢の男性に発症の可能性があり、特に60～70代に多く見られますが、その症例数は、乳がん患者全体の1％にも及びません。

しかし、男性の場合は乳がんに気付きにくいため、症状が進行した段階で診断されることが多くなります。そのため、治療の開始が遅くなり、予後が悪くなるケースが多くなってしまいます。乳房周辺に腫瘤《しゅりゅう》を発見したならば、男性でもすぐにがんを疑うことが必要です。

遺伝性（家族性）乳がんとその遺伝子

血縁者に乳がん患者がいる場合も、発症リスクが高まることがわかっています。**遺伝性（家族性）乳がんのほとんどは、「がん抑制遺伝子」の異常が原因です。これは、正常な細胞ががん化するのを抑える「がん抑制遺伝子」の機能が失われたまま、染色体を両親のどちらか一方から受け継ぐことで発がんします。**

日本では、遺伝的な要因が関係していると考えられる乳がんの罹患数の割合は約5〜10%です。なかでも多いのが「遺伝性乳がん卵巣がん症候群（HBOC[※1]）」という遺伝性乳がんで、「BRCA1《ビーアールシーエーワン》」と「BRCA2《ビーアールシーエーツー》」とよばれる遺伝子のいずれかに変異があることが知られています。遺伝性乳がん卵巣がん症候群の場合、若年発症乳がんや両方の乳房に発症しやすいこと、BRCA1遺伝子に変異のある乳がんでは**トリプルネガティブ乳がん**[※2]が多いことなど、通常とはやや異なる特徴があります。可能性が疑われるときは、遺伝子検査を受けて詳しい評価を受けることもできます。

細胞が「がん細胞」になるとき

人間の体は約60兆もの細胞からできています。細胞の核の中にあるDNAが、発がん物

※1 HBOC：エイチビーオーシーまたはエイチボックとよばれている。
※2 トリプルネガティブ乳がん：乳がんを引き起こす主要な3つの因子（エストロゲン受容体、プロゲステロン受容体、HER2（ハーツー）タンパク）とまったく関係なく発症する乳がんのこと。

年齢による遺伝性（家族性）乳がん発症リスクの変化

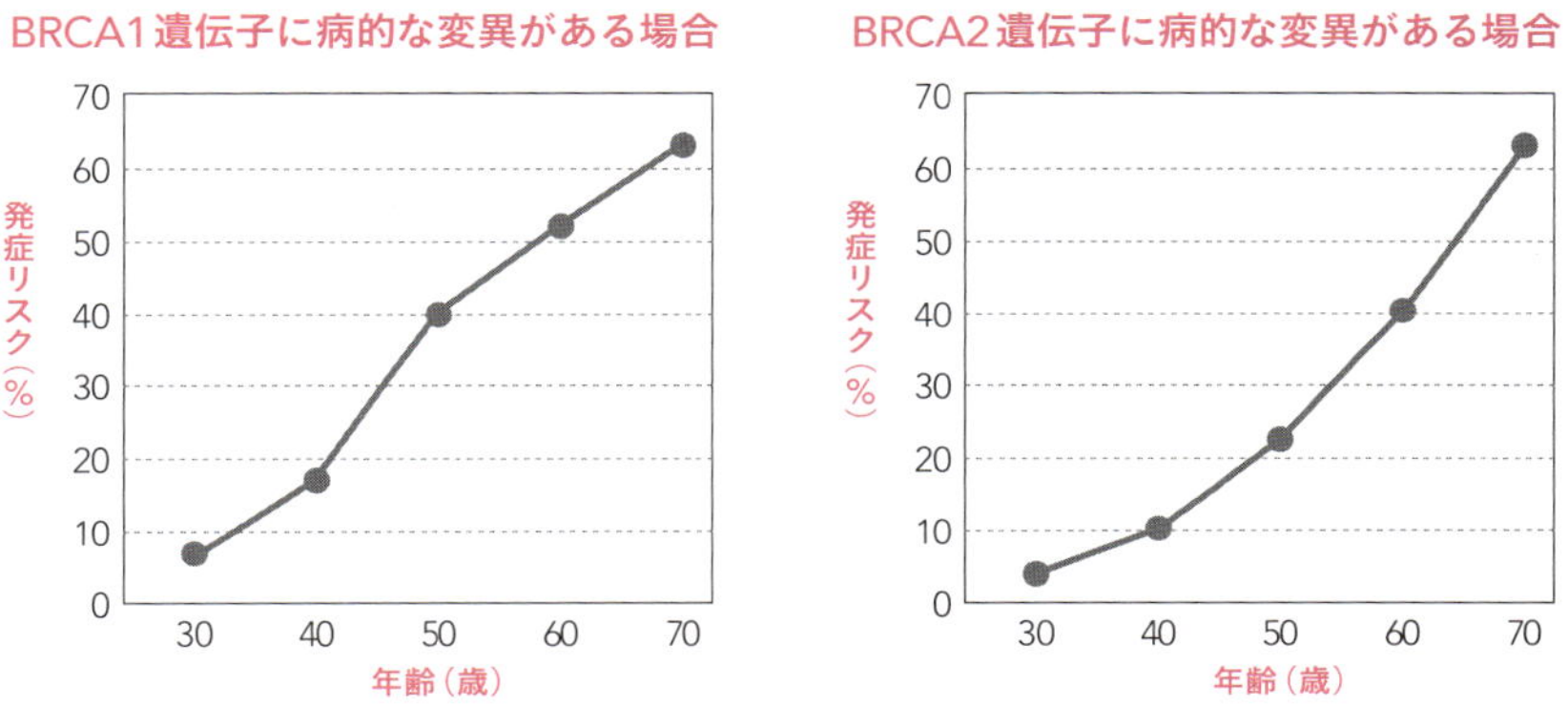

Chen S, J Clin Oncol 24:863-71,2006 ; Nakamura S, Breast Cancer 2013

質によって壊されたり変化したりすると、同じく核の中にあるがん遺伝子が目覚めます。

通常はＤＮＡを修復する酵素が働きますが、修復しきれなくなると細胞は「がん細胞」になってしまいます。がん細胞は分裂を繰り返して増殖し、やがて正常な組織を脅かすようになります。これが「がん」です。

がん細胞の小集団が、がんという病気になるまでには10年近くかかるといわれますが、乳がんはその中でも、ゆっくりと進行する特徴があります。再発や転移の場合は、さらにがんの成長速度は速まりますが、**初期治療の段階で、あせりやいらだちをもつ必要はありません。落ち着いて、しっかりがんと向き合いましょう。**

乳がんは早期発見がより重要な病気のひとつ

◆発見が早期であればあるほど、完治の確率は高まる
◆早期発見のカギはセルフチェック（自己検診）
◆乳房や脇の下に違和感を感じたらすぐに受診

早期発見の6割はセルフチェックで診断された

乳がんは自分で早期発見できる唯一のがんです。体の表面近くにできるがんのため、セルフチェックで気づくことのできるわかりやすい症状があります。それは、乳房に現れる小さくてかたい、痛みのない〝しこり〟です。

どんな病気でも早期に見つけられるにこしたことはありませんが、**中でも乳がんは、発見が早期であればあるほど完治する可能性が高まる病気です。**もし今、乳房や脇の下に違和感があれば、注意深く触ってセルフチェック（自己検診）することをおすすめします。実際、**乳がんが早期発見されたケースの6割以上は自己検診によるものです。**

セルフチェックを毎月定期的に行うことで、ゆっくり進行することの多い乳がんでも、

乳がんのセルフチェックポイント

- □ しこりがないか
- □ ひきつれがないか
- □ 乳房の変形や左右差がないか
- □ えくぼのようなへこみがないか
- □ 出血や異常な分泌物がないか
- □ 脇の下に腫れや違和感がないか

早期に体の異常に気づくことができます。セルフチェックを繰り返すことで、なにか前とは違う感じに気づき、医療機関を受診することで早期に乳がんが見つかる場合もありますから日頃の健康への意識を乳房にも広げてください。

早期発見が重要視される理由

セルフチェックのポイントは、上記の6項目です。できれば毎月1回行うことをおすすめします。生理前は、乳房にはりや痛みがあり、正確な判断がしづらくなるため、月経が終わった1週間後に行います。閉経後の人は、月に1度、日にちを決めて定期的に行ってください。

乳房全体を触り、気になるしこりやなにかしらの異常を感じたときには、できるだけ早く専門医を受診してください。しこりが2㎝（1円玉の大

きさ）以下で、リンパ節に転移がない早期乳がんであれば、およそ9割の人が完治します。

ただ残念なことに、セルフチェックで気になる徴候があっても、そのまま放置してしまうというケースも少なくありません。

乳がんという病気は、症状が進行してからの受診では、それだけ大事に至ってしまうということを肝に命じてください。**乳がんは手遅れになると命にかかわる怖い病気ですが、一般に、早期で発見すればするほど、完治の確率は高まります。**治療法や、治療の部位・範囲は症状によって異なりますが、治療技術の進歩によって対応も治る割合も飛躍的に高まっています。

「セルフチェックをした」だけで終わらずに、その後の受診を怠らないことが、とても大切です。

乳がんが発生しやすい部位

乳がんは、乳房の母乳をつくる組織（小葉組織）や母乳を乳頭まで運ぶ管（乳管組織）に発生します。特に、**がんができやすいのは乳房の外側上部で、全体の約50%を占めます。次いで内側上部、外側下部、内側下部、乳輪部の順です。**

乳がん発生部位別の頻度(例:右乳房)

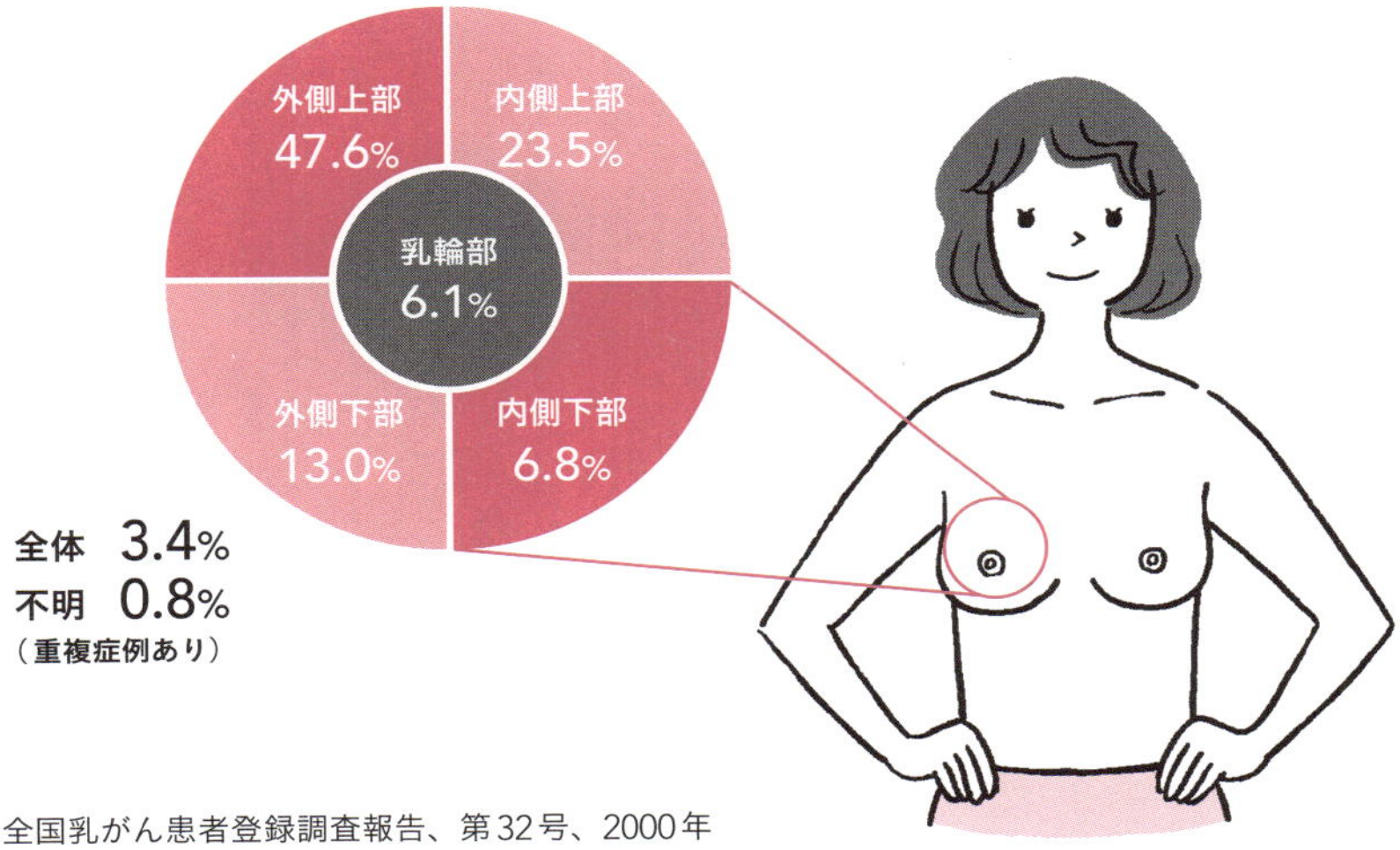

全国乳がん患者登録調査報告、第32号、2000年

しこりは1㎝くらいでも注意すれば発見できますし、2㎝になると多くの人が気づきます。

また、乳がんは脇の下のリンパ節(腋窩《えきか》リンパ節)、胸骨のそばのリンパ節(内胸リンパ節)や鎖骨の上下のリンパ節(鎖骨上リンパ節、鎖骨下リンパ節)に転移しやすく、乳がんが進行してリンパ節が大きくなってくると、リンパ液の流れがせき止められて腕がむくんだり、神経が圧迫されて腕のしびれを感じることもあります。

乳房だけでなく、脇の下のリンパ節周辺のチェックも大切です。次のページからのセルフチェックの方法を参考にして、ていねいに触診してみましょう。

1 鏡の前で乳房や乳頭を観察する

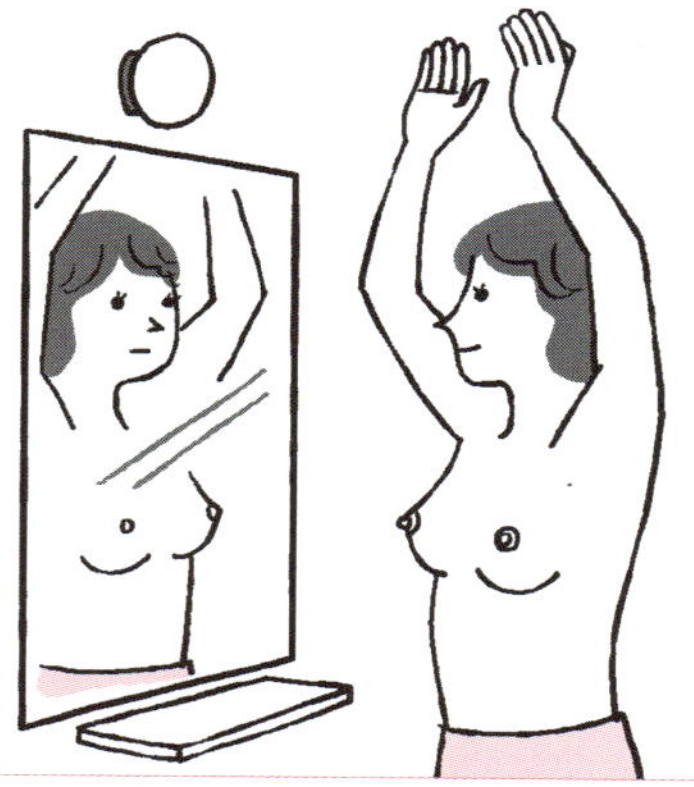

- 鏡の前に腕を下げて正面を向いて立ち、乳房の左右の大きさや形の差、しこりやへこみ、乳頭のただれやひきつれ、異常な分泌物、湿疹の有無などをよく観察します。
- 両手を高くあげた姿勢で、同様に確認します。

2 ポーズを変えていろいろな角度から確認する

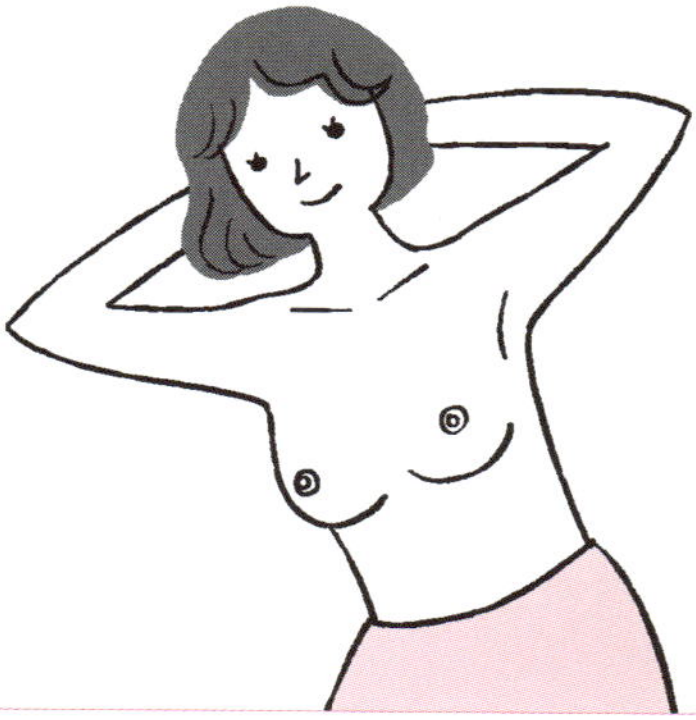

- 横向きになったり、頭の後ろで手を組んでみたり、前かがみになったり、後ろにそってみたり、いろいろなポーズをとって、しこりやへこみ、ただれやひきつれ、湿疹など状態の変化や違和感がないかを調べます。

3 乳頭をつまみ出血などを確認

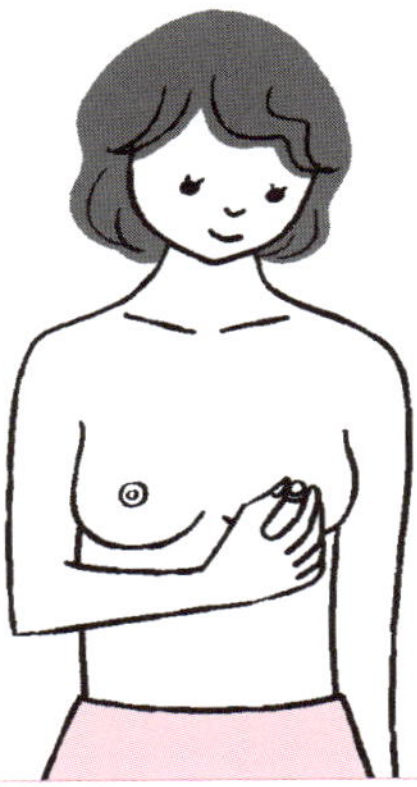

- 左右の乳首を指の腹で軽くつまんでキュッと絞り、出血や異常な分泌物が出ていないかを確かめます。
- 指先でつまむと、異常がなくてもしこりのように感じる場合があるので、必ず指の腹を使って調べましょう。

4 乳房、脇の下のしこりを触診する

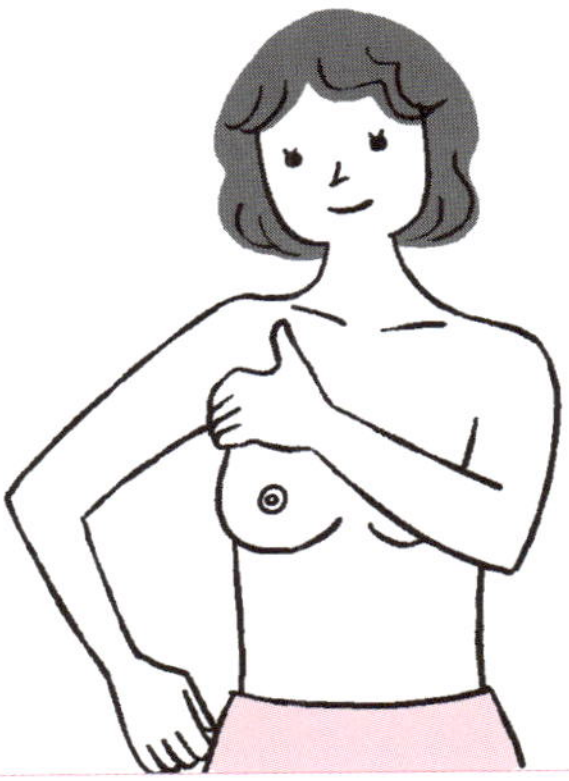

- 脇の下に手を入れ、親指以外の4本の指の腹を使って腫れやしこりのチェックをします。
- 調べたい乳房の側の腕を上げたり降ろしたりして、乳房の上部、下部など、まんべんなく軽く圧迫します。肋骨の形がわかる程度の強さで押すのがコツです。

5 仰向けになってしこりを触診する

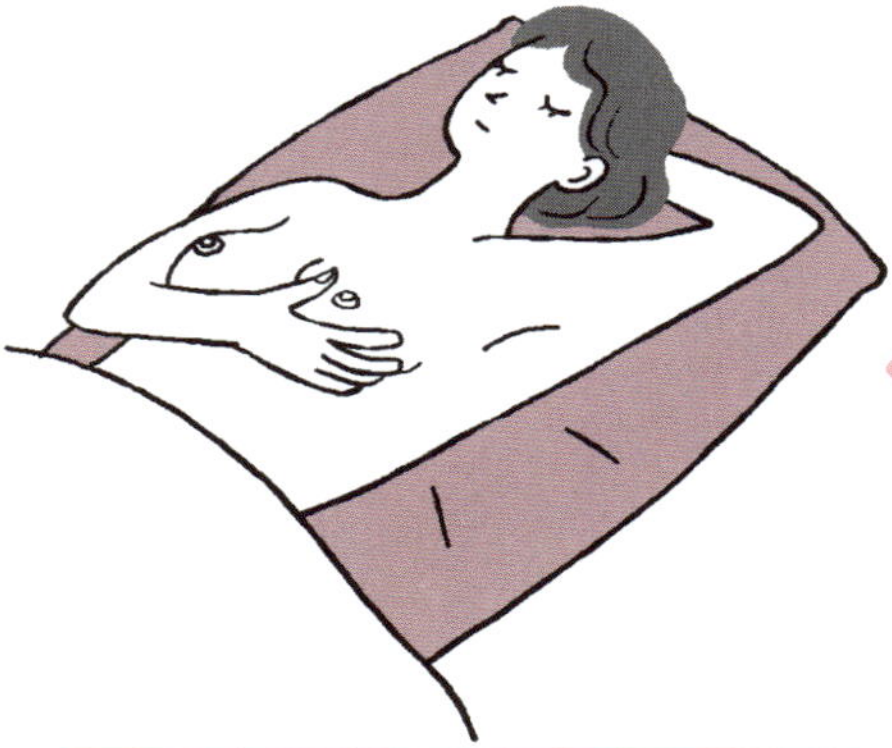

・最後に、仰向けに寝て腕を上げ、親指以外の4本の指の腹を使って、脇の下や乳房の上部、下部など全体を軽く圧迫するように腫れやしこりのチェックをします。調べたい乳房側の肩の下にタオルや薄いクッションなどを敷くと調べやすくなります。

触診の4と5は、どちらかひとつでも大丈夫です。太っている人や乳房が大きい人の場合は、立って行うよりも仰向けでの触診のほうが異常を見つけやすいといわれています。片側の乳房のチェックが終わったら、必ず反対側も同じ要領で行ってください。

渦巻き方式と平行線方式

触診は方向を決めて行うと、くまなくチェックできます。

しこりを見つける触診のコツ

渦巻き方式

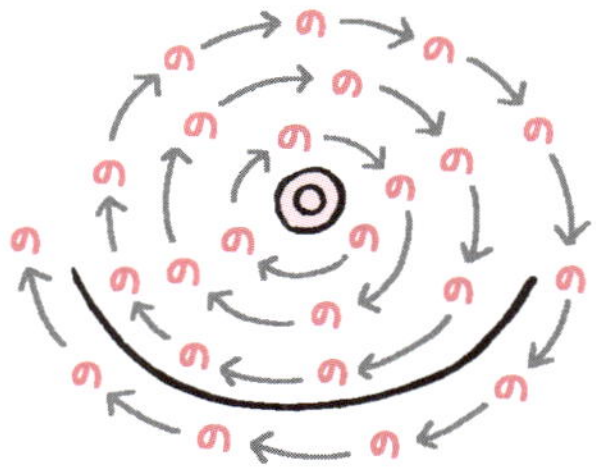

親指以外の4本の指の腹を胸に押し付けて、乳房に小さな「の」の字を書くように触ります。乳頭周辺から外側に向け、しだいに広げていきます。

横・縦の平行線方式

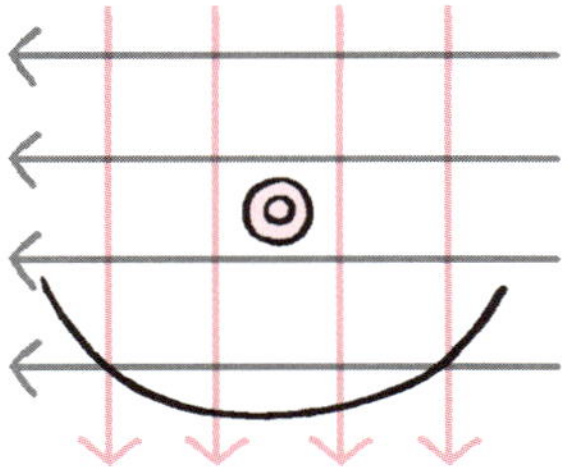

親指以外の4本の指の腹で、横方向と縦方向に平行線を引くように触ってみてください。

渦巻き方式は、親指以外の4本の指を伸ばして、指の腹を乳房の表面に押し付けるように小さな「の」の字を書いていく触診方法です。乳頭周辺から外側に向けて広げていきます。乳房全体から脇の下まで、押し付ける強さを強めたり、弱めたりしながら触れてみましょう。

縦・横の平行線方式は、親指以外の4本の指を伸ばして、縦方向と横方向にそれぞれ平行線を引くように触っていきます。しこりやひきつれ、えくぼのようなへこみ、ふくらみのほか、ただれやかさぶた、湿疹の有無についても観察します。

お風呂やシャワーのときに、石けんがついた手で触れると、しこりが見つけやすくなります。

乳がんの診断のいろいろな検査方法

✦早期発見にはマンモグラフィとエコーが大切
✦若い女性は、エコーが適している場合も
✦さまざまな検査を適切に組み合わせるとよい

正確な診断を行うためにはさまざまな検査が効果的

乳がん検診では発見されなかった――まれにそうした患者さんがいます。それは検査にはさまざまな方法があり、診断の特徴も異なるので、ひとつの検査が診断の100％ではないためです。たとえば、マンモグラフィでがんを発見できなくても、エコー検査で発見されるケースがあります（34ページ参照）。

気になるしこりや分泌物はがんと関わりがあるのか、もしがんだとしたら、その病変の広がりはどのようなものか――これらを正確に診断するため、マンモグラフィ、エコー検査、MRI検査、CT検査などさまざまな検査が行われます。

①マンモグラフィ（レントゲン検査）

マンモグラフィとは乳房を装置に挟んで圧迫し、X線撮影をする検査のことです。脂肪の多い乳房のほうが診断しやすい検査で、石灰沈着（乳腺の中にカルシウムが沈着した状態）からだけしか見つけられない超早期のがん（非触知乳がん）を発見することもあります。

40歳以上の女性を対象に、2年ごとのマンモグラフィ検診を実施している市区町村もあるので、お住まいの地方自治体、保健所などで確認しましょう。

②エコー（超音波）検査

エコー検査は乳房の表面から超音波をあて、反射した音から画像をつくり、その画像で病変の有無などを観察する検査です。

特に若い女性の場合、マンモグラフィ検診では高濃度の乳腺画像になってしまい、がんが見逃されてしまうことがありますが、その場合にも、エコー検査は有用です。5㎜程度の小さな腫瘍もときに見つかることがあります。

③MRI、CTなど画像検査

しこりががんであるかどうかや、病変の広がりの診断には、MRI検査、CT検査などが有用です。MRI検査は、強い磁石と電波を利用して体内の状態を断面像として見る検査です。一方、CT検査は、レントゲン検査と同様のX線を利用して、体内の状態を画像化して行う検査です。

④針生検と穿刺《せんし》吸引細胞診

乳がんを疑う場合は、エコーで見ながらしこりの一部の組織を採取する「針生検《はりせいけん》」が通常の検査です。明らかなしこりは確認できないものの、画像検査だけで異常が指摘される場合には、マンモグラフィを行いながら「ステレオガイド下吸引《きゅういん》補助《ほじょ》乳房《にゅうぼう》針生検《はりせいけん》」を行うこともあります。しこりや腋窩《えきか》リンパ節へ細い注射針を刺して細胞を吸い取って調べる「穿刺吸引細胞診《せんしきゅういんさいぼうしん》」も行われますが、針生検より診断の精度がやや劣ります。

⑤PET検査、PET-CT検査

乳がんの原発巣の診断において特殊な検査薬でがん細胞に目印をつけるPET《ペット》検査

や、PETとCTの画像を同時に撮影することができるPET−CT検査も有効ですが、通常はマンモグラフィとエコーで十分です。マンモグラフィによる乳房の圧迫に強い痛みを覚えて、マンモグラフィ検診をためらう女性もいますが、PET検査でも小さい腫瘍を見逃すこともあり、がんではない病変をがんと診断してしまう場合（これを偽《ぎ》陽性《ようせい》といいます）もあります。

ただし、進行した乳がんでは予期せぬ転移巣《てんいそう》がPET検査で発見されることもありますので、病状に応じて検査を考慮することが必要です。

マンモグラフィとエコーの違いは？

マンモグラフィは触診ではわからない程度の、ごく早期の乳がんを見つけることができます。被曝量《ひばくりょう》は少なく、体への影響はありません。**マンモグラフィでの乳がん発見率は視触診のみと比べて約2～3倍と効果が高く、欧米の調査ではマンモグラフィ検診によって乳がん死亡率は50～74歳で25%、40代でも19%減少したという報告もあります。**

マンモグラフィでは乳腺やがんは白く、脂肪は黒く映ります。高齢になると乳腺が萎縮して組織が脂肪になるため、黒い背景の中に白い乳腺があるように見えますが、30～40代の女性は脂肪の割合が少なく乳腺自体が濃密ですから、乳房全体が白く映り、がんの判別がむずかしくなります。そういう意味では、若い人や脂肪の少ない人にはエコーのほうが適しています。

検査を適切に組み合わせることが大切

エコー検査では、乳腺が濃密な人でもしこりを発見できますし、袋状の「嚢胞《のうほう》」の中にあるがんまでも見つかることもありますが、検査する人の能力によって差がでてしまう技術的な問題があります。**マンモグラフィとエコーにはそれぞれに特徴がありますから、適切に組み合わせて検査を受けることが理想的です。**

マンモグラフィによる検診の有効性は証明されていますが、エコーによる乳がん検診の有効性（死亡率を下げること）については、まだ確かめられていません。

そこで、日本人40代女性においてエコーとマンモグラフィを併用する乳がん検診が有効かどうかを検証する比較臨床試験、J《ジェイ》－START《スタート》が進行中です。その結果[※]、約7万人の健常者の乳がん検診によって、マンモグラフィのみでは1千人に3人が乳がんと診断されたのに対して、エコーとマンモグラフィの併用では1千人に5人が乳がんと診断されました。近い将来、40代女性におけるエコーを加えた乳がん検診の重要性が報告されることでしょう。

※2016年の報告。

画像診断

マンモグラフィ

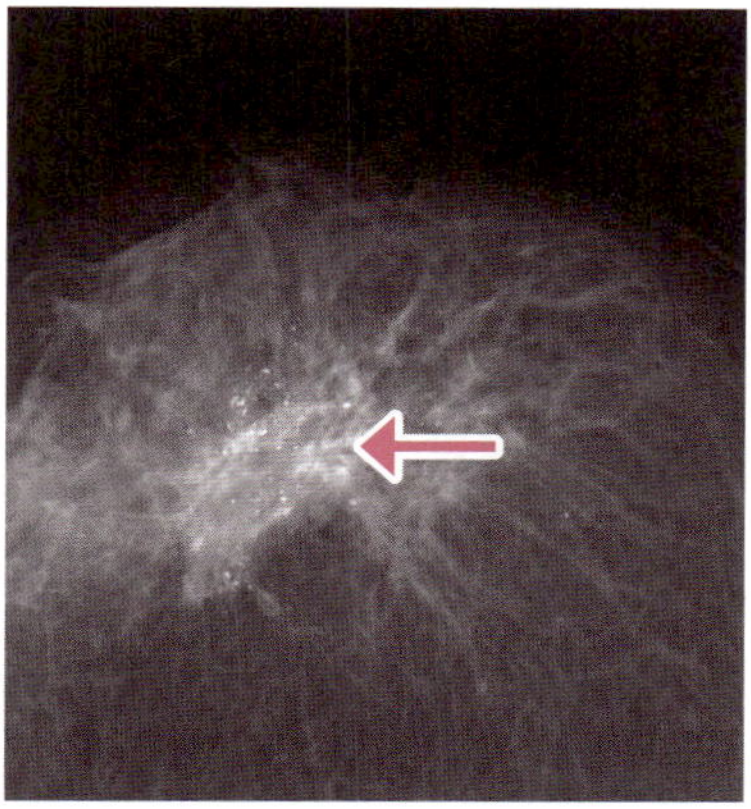

石灰病変を伴う浸潤がん

MRI

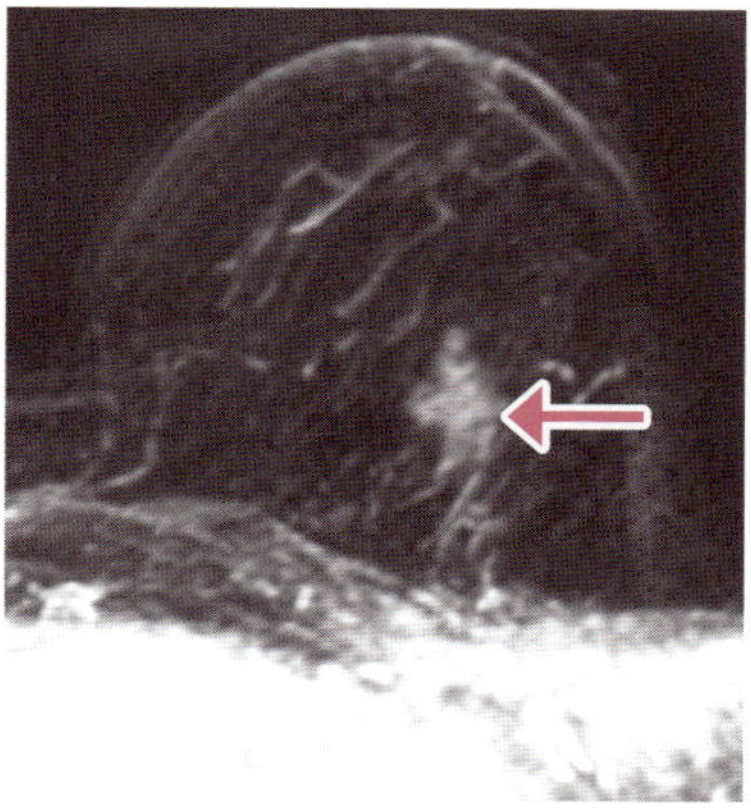

非浸潤がん

エコー（超音波）

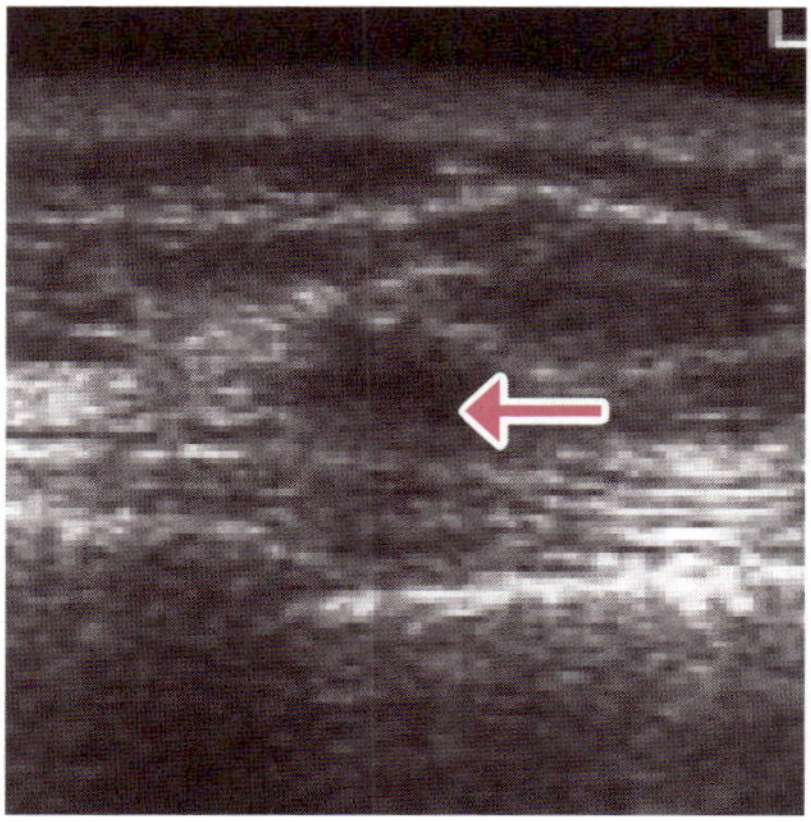

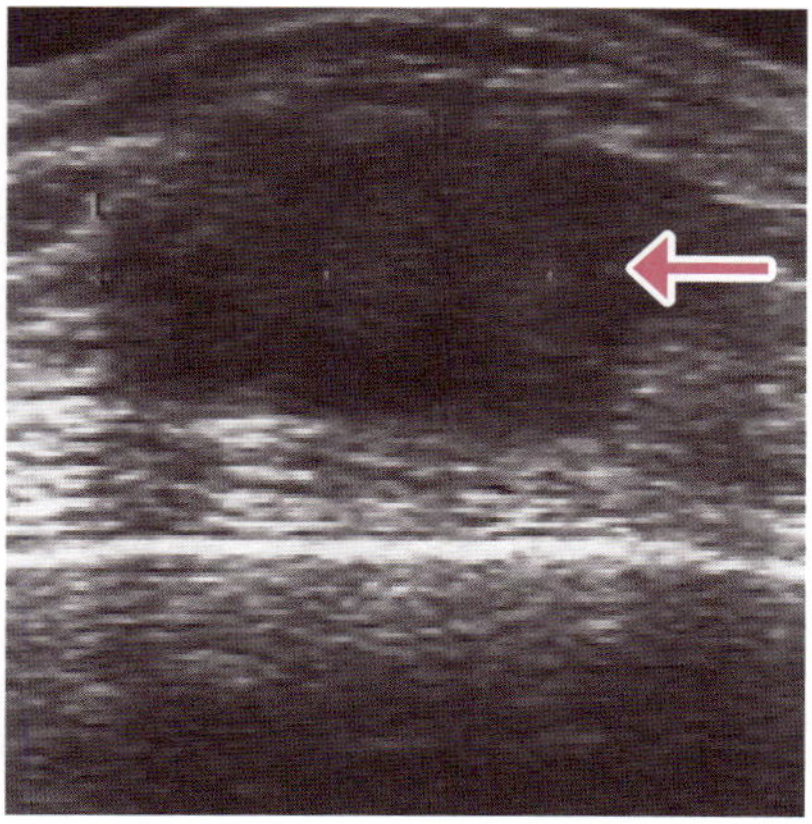

抗がん剤による腫瘍の縮小（左 治療後、右 治療前）

確定診断としての病理検査の大切な役割

- 病理診断は、適切な治療をするうえで極めて重要
- 自分のがんの悪性度を知ることは、治療や生活をしていくうえでとても大切
- 乳がんの顔つきが悪くても、10年後も健康な人は多い

病理検査でわかる、がんの確定診断

マンモグラフィやエコーの画像で乳がんが疑われると、次に「針生検《はりせいけん》」による組織の病理検査を行い、がんの種類や深さ、広がりなどを確認していきます。**がんは画像検査で発見され、病理検査で確定されて治療方針が決まります。**そのため、**この病理検査は、最適な治療方針を導き決定するためにも極めて重要です。**

ここでは少し詳しく「病理検査」がどのようなものかを説明していきましょう。なぜなら、それはがんという病気がどのようなものなのかを知るうえで、とても大切なことだからです。

通常、患者さんの体から採取された病変の組織や細胞から、顕微鏡用のガラス標本が

つくられます。病理検査とは、この標本の細胞を特殊な染色液で染めてから顕微鏡で観察して診断することで、それを専門とする医師が病理医です。

乳がんの病理検査と診断の流れ

〔自己チェック〕
- 自覚症状あり
- 自覚症状なし

◀「自覚症状あり」ならすぐに受診
◀「自覚症状なし」なら1年に1～2回検診を

↓

〔検診〕
- マンモグラフィ
- エコー（超音波）など

◀がんがあるかどうかを画像で確認

→ がんの可能性が低い（良性または正常組織）場合は経過観察

↓ がんが疑われる場合

〔生検〕
- 細胞診
- 組織検診（針生検）

◀生検病理診断により、良性か悪性かを判定

→ がんの可能性が低い（良性または正常組織）場合は経過観察

↓ がんの確定

〔診断確定〕
- MRI（MRM）
- CT・PETなど

◀適切な治療方針を決定するために全身の状態を調べて、がんの進行度、広がりなどを診断

↓

〔治療方針の検討・相談・決定〕

◀術前薬物療法、手術先行など

病理医が行う病理検査

病理医は、**「病理解剖」「組織診断（生検および手術材料）」「細胞診断」が3大業務です。**

組織診断では、手術中に採取した検体から短時間で病理診断をして、主治医に報告し、手術の方針決定に活かされる「術中迅速診断」も重要な業務のひとつです。最近では、細胞の遺伝子レベル、分子レベルでがんの性質を診断して適切な薬を選択する「コンパニオン診断」も担っています。

大学病院や各地のがんセンターなどの大きな病院には複数の病理医がいますが、300～500床の市立病院や総合病院では1人程度でしょう。開業医や診療所等には病理医はいませんから、外部の検査センターに提出され、そこで病理医が診断します。なお、病院内に常勤の病理医がいないと手術中の検査ができない、ということは知っておくとよいでしょう。

こうした病理検査について患者さんからよく聞くのは、「主治医の説明がよくわからない」「自分のがんがどんな性質なのか、専門医から直接説明してほしい」という要望です。なかでも自分のがんの「悪性度」が気になる人は多いでしょう。

がんの顔つきを知り、治療につなげることが大切

がんの悪性度をはかるのによく使われるのが「がんの顔つきがいい」「顔つきが悪い」、または「性質がいい」「性質が悪い」です。

1から3までのグレード（段階）に分けて悪性度を表現した場合、細胞分裂して増殖する能力が強いものを「顔つきが悪いがん」とよびますが、**「がんの顔つきが悪い」という言葉だけで、必要以上に落ち込むことはありません。**重要なのは、ほかのファクター（因子）との組み合わせによる総合的な判断です。

乳がんの場合、悪性度がグレード3と診断され、あまり性質のよいがんではないといわれても、術後10年経過をして健康に生活している人はたくさんいます。

しかし、落ち込みやすい人は、「顔つきが悪い」という言葉に恐怖心を持ってしまうかもしれませんから、詳しく説明することが必ずしもメリットばかりとはいえません。

しかし、自分のがんの顔つきを理解することで、前向きに次のステップに進み、治療を受ける気持ちを整えることができる人も多くいます。がんの悪性度を知ることは、乳がんの患者さんが生活していくうえで、とても大切なことなのです。

COLUMN 1

乳がんと間違いやすい病気

乳房にしこりがあるからといって、すべてが乳がんというわけではありません。乳がんではない症状には、次のようなものがあります。

線《せん》維《い》腺腫《せんしゅ》

乳腺の間質細胞《かんしつさいぼう》が過剰に増殖してしこりとなる良性腫瘍の代表です。20〜30代の人に多く、50代以上の人にはめったにありません。しこりは、形が丸くて比較的やわらかく、指で押すと動きます。大きくなるとこぶし大にまでなりますが、痛みはありません。

乳腺症《にゅうせんしょう》

乳腺の細胞が増殖したり退縮したりして起こるまぎらわしい病気のひとつです。30〜40歳ぐらいの人によく起こります。多くは両方の乳房に、また時には片方ずつに前後してしこりができます。しこりは平べったく、表面はなめらかなことも、ブツブツしていることもあります。月経の前になると大きくなったり、痛みがひどくなったりしますが、月経が始まると症状が軽減します。

嚢《のう》胞《ほう》

乳管が拡張して袋のようになり、その中に液状の分泌物がたまってしこりのようになります。しこりは丸く、表面はなめらかで、硬くなっていることがあります。

乳腺炎《にゅうせんえん》

出産後、授乳期に起きやすい病気です。乳頭から化膿菌が侵入して乳腺に炎症が起こるもので、赤く腫れてズキズキ痛んだり、発熱、寒気などを伴うことがあります。

乳管内乳頭腫《にゅうかんないにゅうとうしゅ》

乳管の上皮細胞から発生する良性腫瘍です。閉経前後の人に多く、比較的乳房の中心部に境界のはっきりした硬いしこりができます。乳頭から、血性の分泌物を出すことがあります。乳がんとの鑑別診断が重要です。

女性《じょせい》化《か》乳房症《にゅうぼうしょう》

男性の乳頭乳輪部には乳腺組織が存在して女性ホルモンの上昇あるいは男性ホルモンの低下によって起こる乳腺の増殖した状態を指します。若年者に見られる生理的なものと、ホルモンの分泌異常に伴うものなどあります。特に、肝機能障害に伴う乳腺の肥大は珍しくありません。自然に消退することもありますが、エコー検査によって乳がんとの鑑別診断が重要です。

PART

2

乳がんの病期（ステージ）と治療の組み立て

乳がんは浸潤の有無、しこりの大きさ、
リンパ節転移や遠隔転移の有無によって、
進行段階が5つのステージに分類されます。
発見時のステージに応じて、
さまざまな治療が組み合わされます。

「非浸潤性乳がん」と「浸潤性乳がん」とは？

- ✦乳がんは、乳管や小葉からなる「乳腺」にできるがん
- ✦非浸潤性乳がんは、がんが乳管の中に留まった状態で転移はしない
- ✦浸潤性乳がんは、リンパや血液の流れに乗って遠隔転移する

乳がんの約90％は乳管から発生

乳房は、その大部分を占めているのが「乳腺」で、それを支える脂肪細胞や皮膚から成り立っています。乳腺は「乳腺葉《にゅうせんよう》」とよばれる15～20個の組織の集まりで、乳頭（乳首）から放射線状に広がっています。

乳腺葉は母乳を乳頭まで運ぶ「乳管」と、その先で枝分かれした多数の「小葉《しょうよう》」から構成されています。母乳は小葉でつくられます。

乳がんは、「乳腺」にできるがんです。このうち90％以上は乳管から発生する「乳管がん」で、小葉から発生する「小葉がん」が占める割合は5～10％ほどです。

もちろんこのほかにもありますが、頻度はあまり多くありません。乳管がん、小葉が

乳房の構造

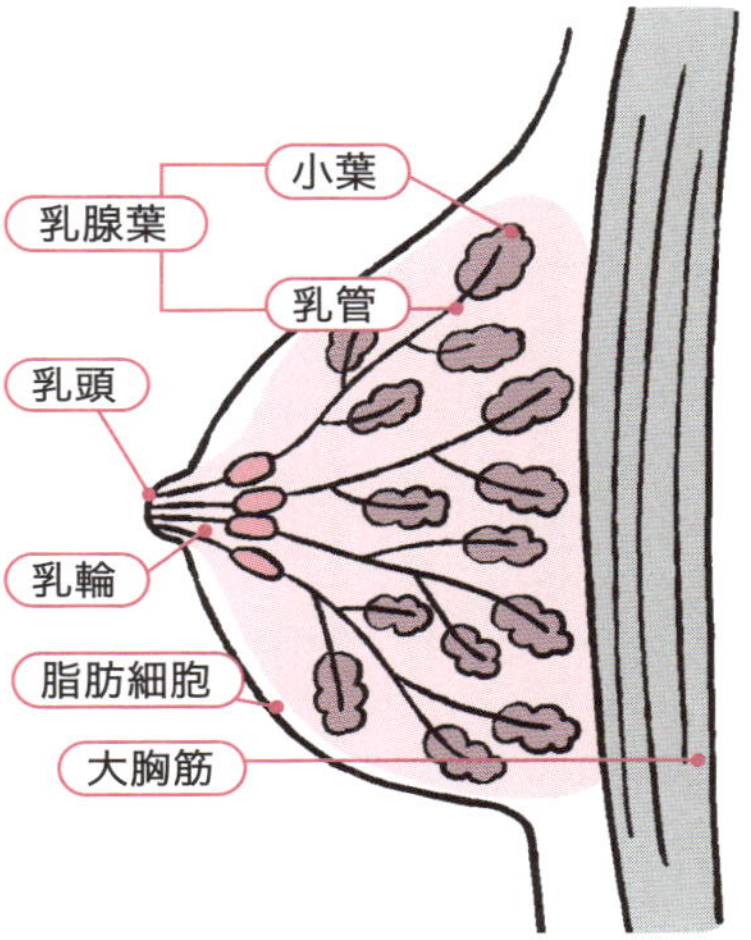

「非浸潤性乳がん」と「浸潤性乳がん」

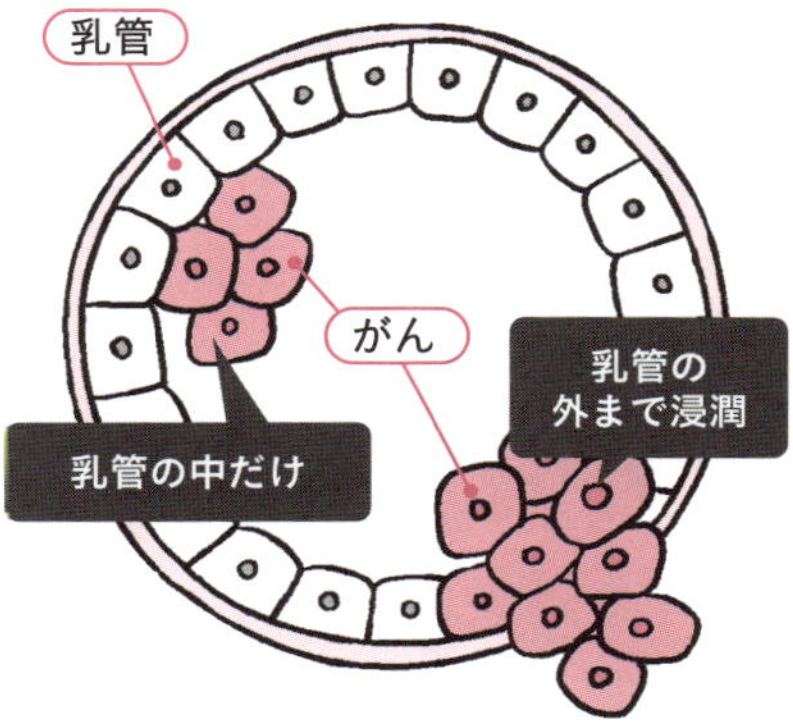

んは、乳がん組織を病理検査することで区別できます。

「非浸潤性」と「浸潤性」

乳がんはその広がり方によって、**非《ひ》浸潤性《しんじゅんせい》乳がん**と**浸潤性《しんじゅんせい》乳がん**に分けられます。

浸潤とは、がん細胞が乳管を破って外へ飛びだすことをいいます。浸潤したがん細胞は、リンパ管や血液の中へ入り込むことができるようになるため、リンパ節だけでなく、血液の流れに乗って肺や肝臓などほかの臓器に転移する可能性がでてきます。

非浸潤とは、がんが乳管の中に留まった状態で、転移をしない超早期の乳

がんといえます。

「浸潤性乳がん」は、がん細胞が比較的小さいしこりの時期に乳腺組織からこぼれ落ち、リンパや血液の流れに乗って乳腺から遠く離れた臓器（脳、肺、肝臓、骨など）に小さな転移巣を形成すると考えられています。

これらの微小な転移巣が大きくなると、転移した先の臓器に痛みなどの症状が現れます。これが乳がんの「遠隔転移」です。

「再発」「転移」によって変わる治療

乳がんは、浸潤の有無、再発の有無、遠隔転移の有無などによって、治療方針が大きく分かれます。現在は病状に応じて、手術、薬物、放射線を組み合わせて治療する時代になっています。

たとえば、肺に転移した場合は「乳がんの肺転移」で、がんが肺にあったとしてもその性質は乳がんであり、もともと肺から発生する「肺がん」とは異なります。

このような**遠隔転移の乳がんを総称して、「転移性乳がん」とよびます。**

「検査で肺に転移して再発したことが確認された」という表現は、乳房にがんが見つかった時点ですでに遠隔転移を有する場合（Ⅳ期乳がん）と区別するために使われること

乳がんの転移しやすい臓器

転移しやすい臓器はリンパ節で、遠く離れた脳、肺、肝臓、骨に転移することもあります。その症状はさまざまで、全く自覚症状がない場合もあります。

脳

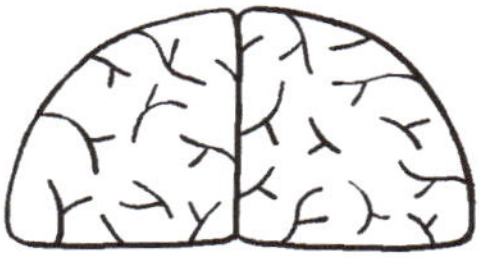

頭痛やめまい、手足の麻痺などが続くことがある。

肺

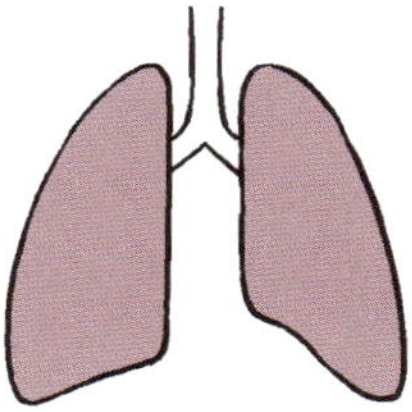

息切れや咳が続くことで気がつくことがある。

肝臓

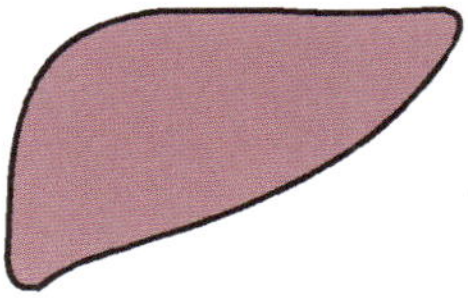

自覚症状が出にくいが、お腹やみぞおちに違和感を感じることがある。

骨

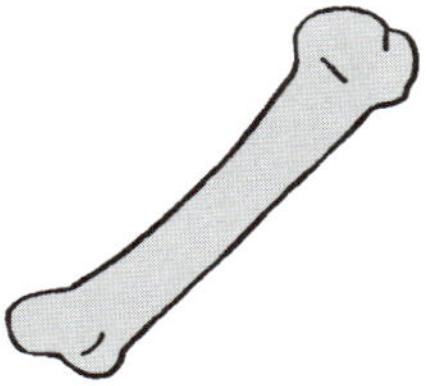

転移した部位（肋骨であれば胸など）で痛みを感じることがある。

Presented By Joseph Salama at 2015 ASCO Annual Meeting

もあります。
　また、再発乳がんのなかでも手術をした部分だけに再発することを「局所再発」とよびます。
　一方、長い間治療をしないでいると、乳がんが皮膚や胸壁にまで及んでしまい、すぐに手術ができない場合もありますが、**これを「局所進行乳がん」とよび**ます。

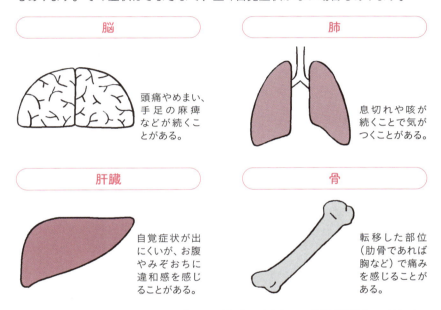

「乳がん」の進行段階

◆乳がんは進行段階を示す病期（ステージ）が上がるほど長期生存率が低下
◆５段階の病期ごとに治療方針は変化する
◆がんの広がりや性質によって、同じ病期でも治療法は変わる

進行段階は５つに分類される

乳がんは浸潤の有無、しこりの大きさ、リンパ節転移の有無、遠隔転移の有無によって進行段階が０期からⅣ期までの５つの病期（ステージ）に分類されます。発見されたときの病期が上がる（期の数字が大きくなる）に従って長期生存率が低くなるため、早期発見がたいへん重要です。

ごく早期の乳がんは、０期にあたります。しこりの大きさやリンパ節の転移の有無によってⅠ期とⅡ期に、さらに進行するとⅢ期に分類されます。骨や肺、肝臓、脳などの遠隔臓器に転移があればⅣ期になります。

乳がんの病期（ステージ）分類

0期	乳がんが発生した乳腺の中にとどまっている極めて早期の乳がんで、これを「非浸潤がん」という。	
Ⅰ期	しこりの大きさが2cm（1円玉の大きさ）以下で、脇の下のリンパ節には転移していない。つまり乳房の外に拡がっていないと思われる段階。	
Ⅱ期	ⅡA期とⅡB期に分けられる。	
	ⅡA期	しこりの大きさが2cm以下で、脇の下のリンパ節への転移がある。または、しこりの大きさが2〜5cmで、脇の下のリンパ節への転移がない。
	ⅡB期	しこりの大きさが2〜5cmで、脇の下のリンパ節への転移がある。または、しこりの大きさが5cm以上で、脇の下のリンパ節への転移がない。
Ⅲ期	「局所進行乳がん」とよばれ、ⅢA、ⅢB、ⅢC期に分けられる。	
	ⅢA期	しこりの大きさが2cm以下で、脇の下のリンパ節に転移があり、しかもリンパ節が互いにがっちりと癒着していたり周辺の組織に固定している状態。または、脇の下のリンパ節に転移がなく胸骨の内側のリンパ節（内胸リンパ節）が腫れている。あるい、はシコリの大きさが5cm以上で、脇の下や胸骨の内側のリンパ節への転移がある。
	ⅢB期	しこりの大きさや脇の下のリンパ節への転移の有無にかかわらず、しこりが胸壁にがっちりと固定している。または、皮膚にしこりが顔を出したり皮膚が崩れたり皮膚がむくんでいるような状態。「炎症性乳がん」もこの病期に含まれる。
	ⅢC期	しこりの大きさにかかわらず、脇の下のリンパ節と胸骨の内側のリンパ節の両方に転移がある。あるいは、鎖骨の上下にあるリンパ節に転移がある。
Ⅳ期	骨、肺、肝臓、脳などの臓器に遠隔転移している。	

※再発乳がん：乳房のしこりに対する初期治療を行なったあと、乳がんが再び出てくることを「再発」という。通常はほかの臓器に出てくること（「転移」とよぶ）を指し、Ⅳ期の乳がんと合わせて「転移性乳がん」とよばれる。手術をした乳房の領域に出てくることは「局所・領域再発」とよんで区別する。

日本乳癌学会／国立がんセンターより

0期の治療（ステージ0）

- 画像診断による乳房の中でのがんの広がり（乳管内進展）によって、乳房（乳腺）全切除術、または乳房（乳腺）部分切除術（乳房温存術）を行います。
- 乳房温存術の場合は、再発予防のために放射線治療を行います（術後放射線療法）。また、乳房内の再発予防のためにホルモン療法を行うこともあります。

Ⅰ期の治療（ステージⅠ）

- 手術が標準治療です。
- ただし、しこりが小さくても、画像診断によって広範な乳管内進展がある場合には、乳房（乳腺）部分または全切除術と、センチネルリンパ節生検（70ページ参照）が推奨されます。
- 手術後、病理検査によって再発する危険性を確認し、危険性が高いと判断された場合は、再発予防を目的とした薬物療法や術後放射線療法を行います。

ⅡA期の治療(ステージⅡA)

- ホルモン受容体陽性でHER2陰性、かつリンパ節転移のなさそうなⅡA期乳がんであれば原則として手術を先に行います。
- 手術後に薬物療法を行うこともありますので、担当医とよく相談してがんの性質から薬物療法を選ぶことが大切です。
- 一方、HER2陽性の乳がんやホルモン受容体陰性でHER2陰性のトリプルネガティブ乳がんでは、大きさに関わらず抗がん剤の治療を先行し、手術はそのあとに行います。これを術前薬物療法といいます。術前薬物療法ではしこりが縮小して乳房を温存できる場合もありますが、腫瘍の性質(サブタイプ)によってはがん細胞が完全に消滅しますので、積極的に薬物療法を行う場合もあります。
- なお、センチネルリンパ節生検によってリンパ節転移の有無の状況から、脇の下のリンパ節を切除する、腋窩《えきか》リンパ節郭清(64ページ参照)を行うか判断されます。

ⅡB期から ⅢC期の治療（ステージⅡB〜ⅢC）

- 以前は乳房、脇のリンパ節、胸筋をまとめて大きく切除していた病期ですが、現在は術前薬物療法が標準的です。
- 微小ながん細胞が全身に広がっている可能性が高い病期であることから、全身療法である薬物療法を先行して、あとから手術療法と放射線療法によって根治を目指します。

Ⅳ期の治療（ステージⅣ）

- この病期は画像診断で全身に乳がんが広がっている転移を伴う進行乳がんです。そのため、手術によって乳房を取ることにはあまり意味はありません。サブタイプに基づいて薬物療法を行い、がんの進行と転移に伴う症状の緩和を目指します。
- ただし、骨転移や脳転移などによる症状をやわらげるため、放射線療法や手術が行われる場合もあります。
- 薬物療法が効いた場合には、乳房のしこりからの出血や細菌感染に伴う悪臭を回避するため、根治ではありませんが乳房切除を行う場合もあります。

乳がんの5段階の病期と治療の選択

乳がんの標準治療は病期によっても違いますし、同じ病期であっても、がんの広がりや性質によっても治療法は異なります。

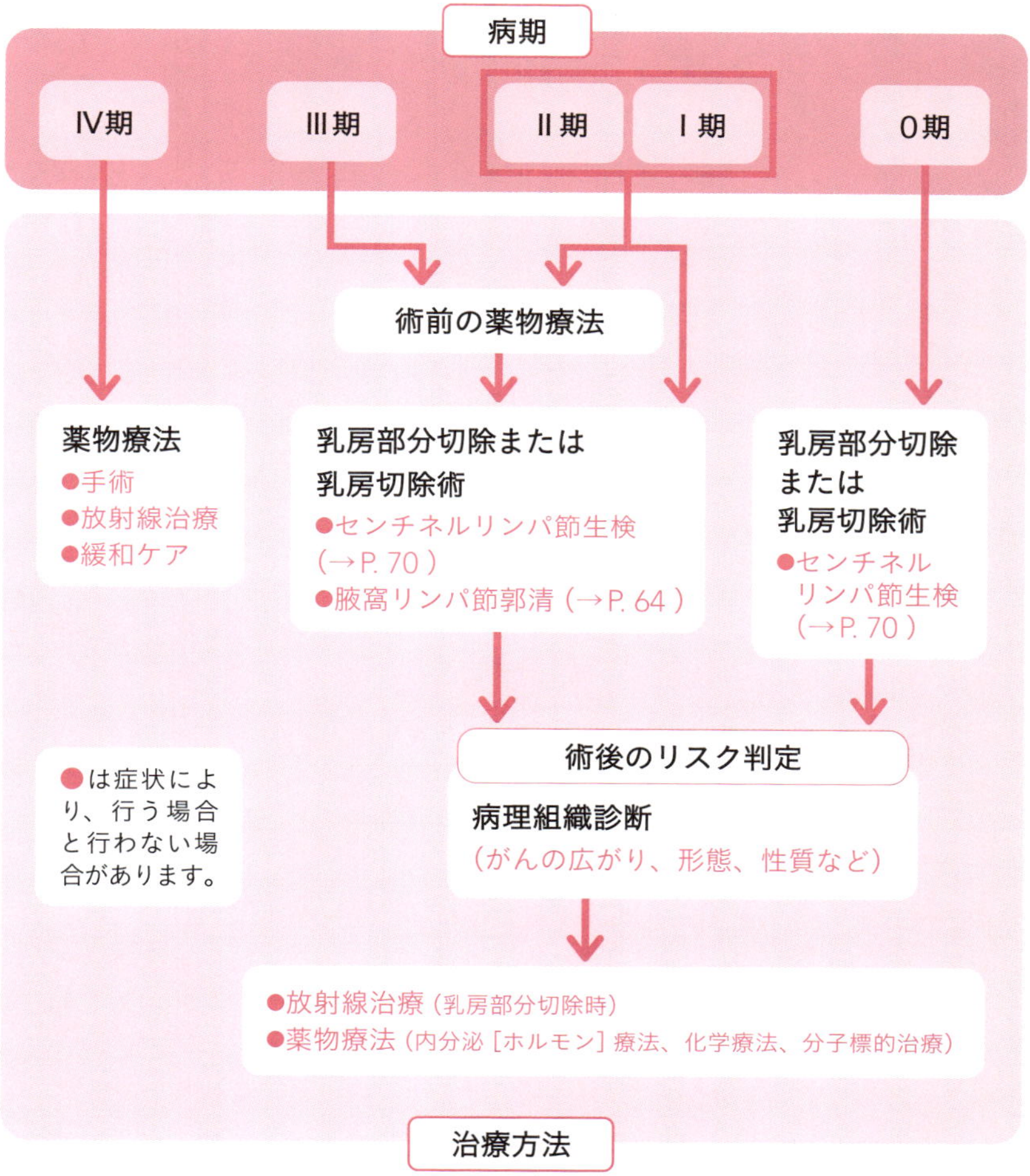

日本乳癌学会編「科学的根拠に基づく乳癌診療ガイドライン（1）治療編」より作成

病気と治療方法の理解を深めるセカンドオピニオン

- セカンドオピニオンは、理解を深めるもうひとつの視点
- 自分の意思で、自由に探せるセカンドオピニオン
- ドクターショッピングは、時に不安をもたらす

多くの意見を聞きたい患者さんの気持ち

乳がんの治療をどのように組み立てるか、どのような治療を選択するのがよいのか、患者さんの側から考えれば不安があるのは当然のことです。

「担当医は十分説明してくれたけれど、理解できないことがある」「担当医以外の専門医にも相談してみたい」「自分の症状と治療方針について複数の意見を聞きたい」——そんな納得できる医療を求める姿勢から生まれたのが**セカンドオピニオン**です。

セカンドオピニオンとは、直訳すると「第二の意見」です。担当医の意見が第一の意見とすると、**第二の意見を求めて別の病院の医師に自分の病状や治療法について診察を受けることです。**

セカンドオピニオンを希望する場合、特に医療機関での取り決めはあり

ません。担当医に相談したり、患者団体の相談窓口に問い合わせたり、インターネットや専門書で調べるなどして自由に探すことができます。

セカンドオピニオンから意見を聞くことは、担当医の判断を否定することではありません。現在の診療を安心して続けることが最大の目的で、その理解を深めるためのもうひとつの視点と言い換えてもよいでしょう。ただし、乳がんを専門とする医師であれば、担当医と別の病院の医師との意見が大きく異なる場合はまずありません。

一方、自分の病状をよく理解しないままに、たくさんの医師にともかく相談してみようとか、有名な先生に診断してもらいたいという「ドクターショッピング」を行うことは、かえって不安や混乱を招く場合があります。担当医も「ドクターショッピング」を繰り返す患者さんにはがっかりしますから、まずは担当医からしっかりと説明を受けてください。

なお、日本乳癌学会のホームページでは「患者さんのための乳がん診療ガイドライン」を公開しています。乳がんの診断から治療まで丁寧に解説されていますので、セカンドオピニオンと同じ安心感が得られますから参考になさってください。

COLUMN 2

リンパ節郭清《せつかくせい》とリンパ浮腫《ふしゅ》
～術後の生活の質をよくするために～

2000年頃までは、乳房切除の際には腋窩《えきか》リンパ節を一緒に切除する「リンパ節郭清」を行うことが一般的でしたが、15～30％前後の割合で「上肢のリンパ浮腫や上腕の違和感などの合併症」が後遺症として発生しました。
「リンパ浮腫」になると、手術を受けた側の手足がむくみ（浮腫）、重くなったりだるさや熱っぽさが生じるため、家事や仕事など日常生活に支障をきたし、生活の質が著しく低下します。

むくみにより「見た目が気になる」という外観上の悩みを持つ患者さんも少なくありません。ひどい症状の人では「象皮病《ぞうひびょう》」とよばれるほど皮膚が硬くなったり、虫刺されやひっかき傷などのちょっとした傷で、手足が炎症を起こす「蜂窩織炎《ほうかしきえん》」という細菌感染症が現れる場合もあります。

こうした後遺症を未然に防ぐために、現在ではほとんどの乳がん治療施設で**「センチネルリンパ節生検」**が行われています。

センチネルリンパ節は、乳房からリンパ流がはじめに流れ着くリンパ節のことです（70ページ参照）。センチネルリンパ節に乳がんの転移がないことが確認されると、腋窩リンパ節郭清《かくせい》を省略しますが、そうした症例では上肢のリンパ浮腫はほとんど出現しません。がん患者さんの術後の生活の質をよくするためにも、リンパ浮腫の予防と「センチネルリンパ節生検」による正しい治療と判断が大切なのです。

PART 3

乳がん治療の根幹をなす手術療法

手術は患部の切除によって乳がんの治癒を目指す一方で、乳房の整容性や手術に伴う後遺症に配慮して術式を決めるという考え方が主流になっています。

乳がんは「集学的治療の時代」——とはいえ治療の根幹は手術

- 手術の方法には「全乳房切除術」と「乳房部分切除術」がある
- 手術の切除範囲の大小で、術後の生存率は変わらない
- 術前薬物療法でがんを小さくすれば、乳房温存術も可能

乳がんは全切除から温存、温存から全切除＋再建へ

「がんの治療のためだから」と言って、乳房を喪失する心の苦しみは永遠に消えません。近代的な乳がんの手術が始まってから140年になりますが、乳がんは乳管の中に発生して広がる性質なため、今後も手術はなくならないと予想されます。

ひと言で手術といってもいろいろな方法があります。乳がんの手術は、全乳房とその下にある筋肉（大胸筋や小胸筋）までを切除する胸筋合併乳房切除術（ハルステッド手術）にはじまり、胸筋を残す胸筋温存乳房切除術（アッキンクロス手術やペイティ手術）、

乳がん手術の近代史

じつに100年間、乳房を全切除し、さらに110年間、リンパ郭清をしていました。現在は手術も病状に応じて個別化され、手術だけで治す時代は終わりました。

年代	術式名	切除範囲
1880	定型的乳房切除術	全乳房、胸筋、リンパ節
1940	非定型的乳房切除術	全乳房、胸筋一部、リンパ節
1950	拡大乳房切除術	全乳房、胸筋、広範なリンパ節
1960	非定型的乳房切除術	全乳房、胸筋、リンパ節
1980	乳房温存術、乳房温存術	乳房の1/4、リンパ節腫瘍とその周囲、リンパ節
1990	センチネルリンパ節生検	リンパ節の一部
2000	薬物療法後の乳房温存術	腫瘍とその周囲、リンパ節
2010	乳房再建術	

さらに乳房を温存する乳房部分切除術へと段階的に切除範囲縮小化の方向に進み、現在は「乳房切除術（胸筋温存乳房切除術）」と「乳房部分切除術（乳房温存術）」が代表的な手術法です。

かつては、再発や転移の可能性を少なくするために、できるだけ大きく切除していましたが、患部を大きく取っても生存率は上がらないことが判明しています。

そのため、切除範囲が小さい手術のほうが整容的にも、患者さんの生活の質を保つためにもよいと考えられるようになってきており、**現在では患部の切り取りは最小限にして、乳房内に残っている可能性のあるがん細胞を放射**

線療法で消滅させる治療も行われています。

手術では乳がんの切除と同時に、脇の下のリンパ節（腋窩リンパ節）への転移も調べます。術前の検査なども含め、がんの広がり（リンパ節への転移）が判明した場合は、腋窩リンパ節を脂肪組織ごと切除（腋窩リンパ節郭清）します。

しこりが小さければ乳房温存術が第一選択

日本の乳がん手術は、一時期まで乳房温存術の割合が増加傾向にありました。まずは乳房温存術を検討し、がんの広がりが大きい場合は、乳房切除術を選択するケースです。原則として3cmまでのⅠ期、またはⅡ期乳がんであれば乳房温存術が可能です。また、5cmのしこりであっても、乳房のボリュームが大きい場合は温存が可能な場合もあります。**温存が無理な場合でも胸筋を残す胸筋温存乳房切除術が標準治療になっています。**

しこりが大きい場合には術前薬物療法でがんを小さくして乳房温存術を可能にする、術前薬物療法も標準治療のひとつです。

ただし、術前薬物療法によってしこりが見かけ以上に小さくなったとしても、手術前の最終的な画像診断で見つかったしこりと同じ位置にがん細胞が散らばって残っている場合には、残念ながら乳房を温存できないこともあります。

乳がん手術方法の変遷

（Breast Cancer. 2015：22（3）：235-44. より改変）

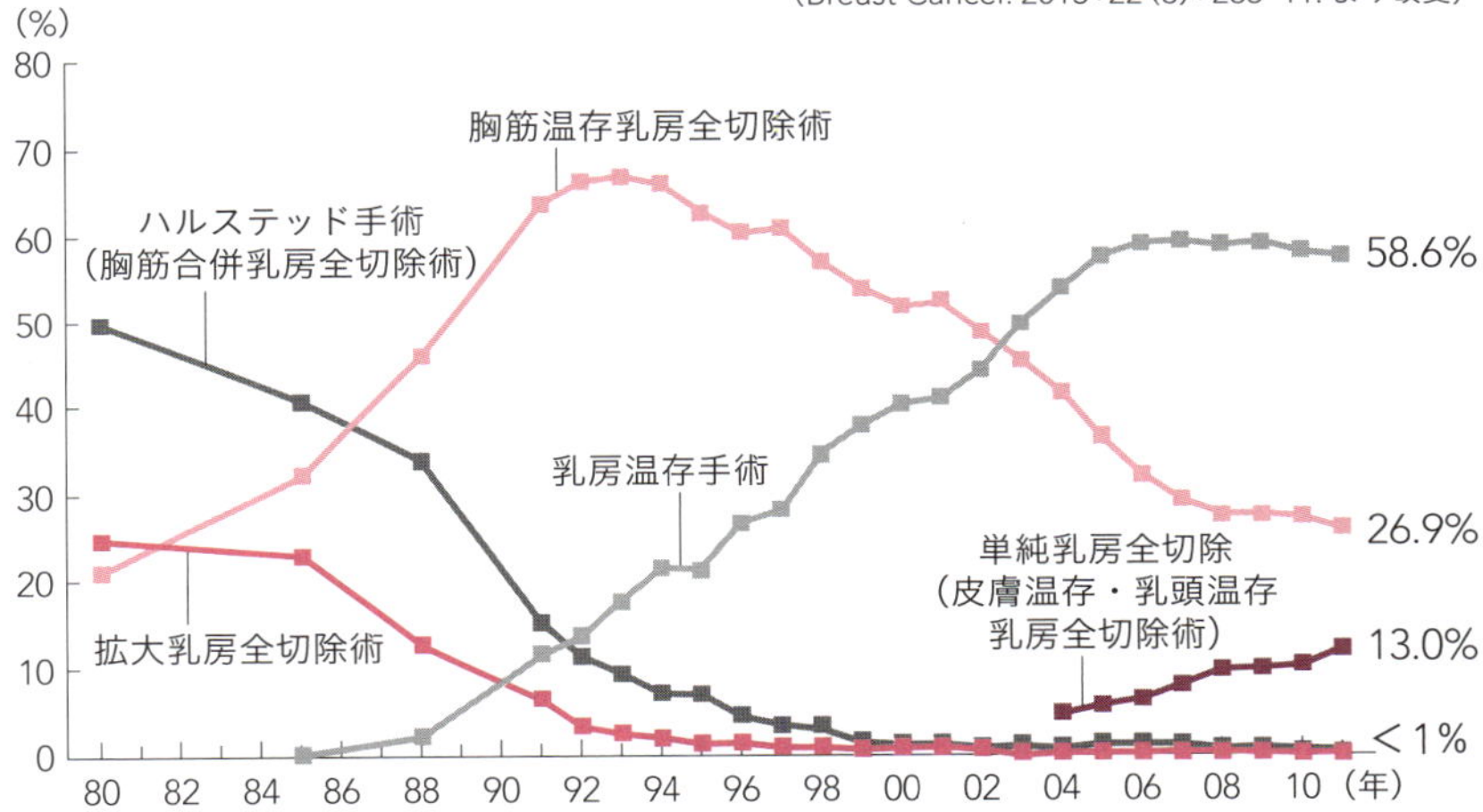

日本乳癌学会『患者さんのための乳癌診療ガイドライン2019年版』より

乳腺部分切除術と乳腺全切除術

皮膚や乳頭・乳輪を取らずに乳腺だけを切除する、乳腺部分切除術や乳腺全切除術も最近は行われています。この方法なら、しこりが小さければ皮膚を大きく切除しないですむため、術後に乳房の形がゆがむといった症状を最小限にすることができます。

また、非浸潤性乳がんであれば皮膚にがんが進展することはないので、皮膚を残して乳腺だけを切除することができます。

さらに乳腺の切除と同時にエキスパンダーやシリコンによって乳房再建術

温存手術ができる条件

1. しこりが小さく、原則、3㎝以下であること。
2. しこりが大きくても乳房のボリュームが大きく、温存できる乳房が十分あること。
3. しこりが大きくても乳管内のがん細胞の進展が広範囲ではないこと。

を行えば、整容性においてすぐれた結果をもたらします。

ただし、画像診断から乳頭乳輪の近くにがん細胞の広がりが予測される場合には、乳頭乳輪を温存できない場合もあります。

ちなみに、温存療法ができる条件は上の3つです。しこりが小さいことが原則ですが、しこりが大きくても、もともとの乳房のボリュームが大きく、温存できる乳房が十分ある場合などは、適用できる場合もあり、個々の状況によりケースバイケースといえます。

いずれにしても、乳管内のがん細胞の進展が広範囲に及んでいないことが必須条件です。がん細胞が1つではなく2つ以上のしこりが同じ側の乳房にある場合や、乳がんが広範囲にわたって広がっている場合は、温存療法は適用できません。

乳房温存療法の目的と考え方

乳房温存術と温存乳房への放射線治療を組み合わせて行う乳房温存療法は、臨床病期が0期、Ⅰ期、Ⅱ期の乳がんに対する標準的な局所療法です。

乳房温存療法は、乳房内での再発率を高めずに患者さんが満足できる乳房を残すことにあります。そのためには、乳がんの広がりを正確に診断して適切な乳房温存術を行うことと、手術後に適切な放射線治療（原則的に必須）を行うことが重要です。

正確に診断するために、手術で部分切除した組織の断面を顕微鏡で詳しく調べますが、その結果、がん細胞が断面または断面近くに確認された場合は、追加切除や乳房全切除術が推奨されます。

乳房内再発について

乳房温存療法で温存された乳房に、新たに出現したがんを乳房内再発とよびます。その原因は最初の手術の際に目に見えないがんの取り残しが大きくなって再発した場合と、まったく新しい乳がんが最初の乳がんとは別に発生した場合があります。治療としては再度、温存手術を行うこともできますが、多くの場合は温存した乳房を全切除します。

この2つを厳密に区別することは困難ですが、治療法が異なる場合もありますので、担当医にどちらの可能性が高いかを確認してください。

乳房温存療法の適応にならない場合

乳房温存術が適応されず乳房切除が行われるケースとして、**広範にがんに伴う石灰沈着が認められる乳管内進展を伴う乳がんと、前述したとおり、2つ以上のしこりが同じ側の乳房内に多発する乳がん**があります。

また、温存した乳房への放射線治療を行う体位がとれない場合や、すでに患側（患部のある側）乳房や胸壁への放射線治療を行ったことがある場合、強皮症《きょうひしょう》や全身性紅斑性《こうはんせい》狼瘡《ろうそう》（SLE）などの膠原病《こうげんびょう》を合併しているなどの場合には、温存乳房への放射線治療を行うことができません。

乳房温存術か乳房切除術かの決定には、担当医からの説明に基づいて、病期、しこりの大きさ、しこりの位置など自分の病状を正しく知ること、それぞれの治療法を受けたときの長所と短所を理解すること、そしてご自分の希望を具体的に担当医に伝えることが大切です。

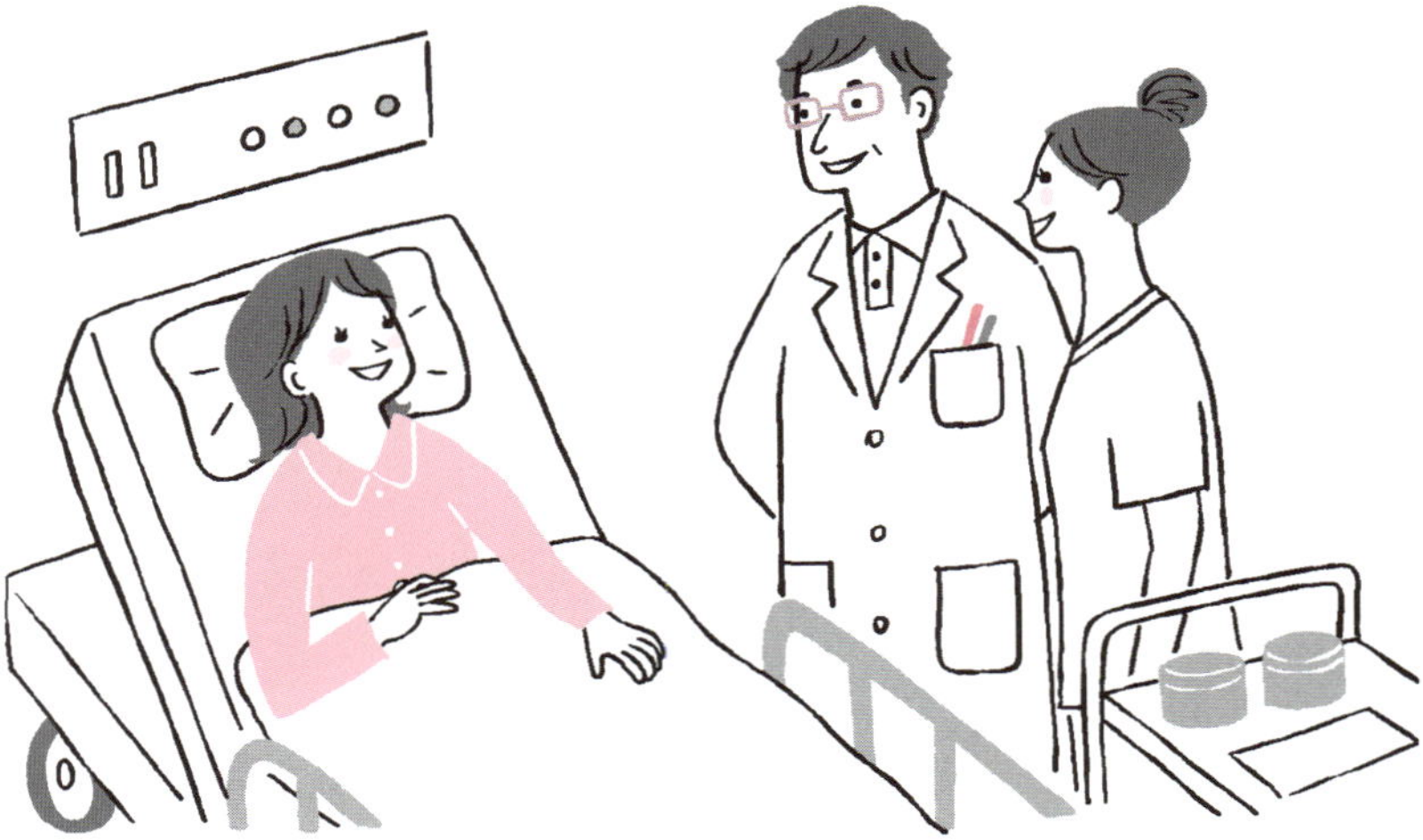

リンパ節のがん細胞は転移の危険因子

- リンパ節郭清では、脂肪ごと切除してリンパ節への転移の個数を検査
- 腋窩リンパ節への転移の個数情報は、薬物療法の方針を決める有力な手がかり
- 腋窩リンパ節を郭清したら、後遺症を防ぐためのリハビリテーションが大切

腋窩《えきか》リンパ節ははじめにがん細胞がたどり着く場所

リンパ節郭清《かくせい》とは、リンパ節が含まれる脂肪ごと切除することです。取りだした脂肪の中にあるリンパ節を探し、がん細胞の有無を検査します。

乳がんの場合、最初にがん細胞がたどり着く場所が乳房に最も近い脇の下（腋窩）のリンパ節です。乳管の外に広がった浸潤性乳がんで**手術前の触診と画像診断でリンパ節転移の疑いがある場合は、腋窩リンパ節郭清を行って転移しているかどうかを調べます。**

腋窩のリンパ節郭清は、もっとも転移しやすい外側のレベルⅠの場所から順に行います（左図参照）。

リンパ節郭清では、取りだしたリンパ節の個数は問題ではなく、どの範囲まで郭清※し

※郭清とは、手術で周辺のリンパ節をすべて切除すること。

乳房と筋肉とリンパ節

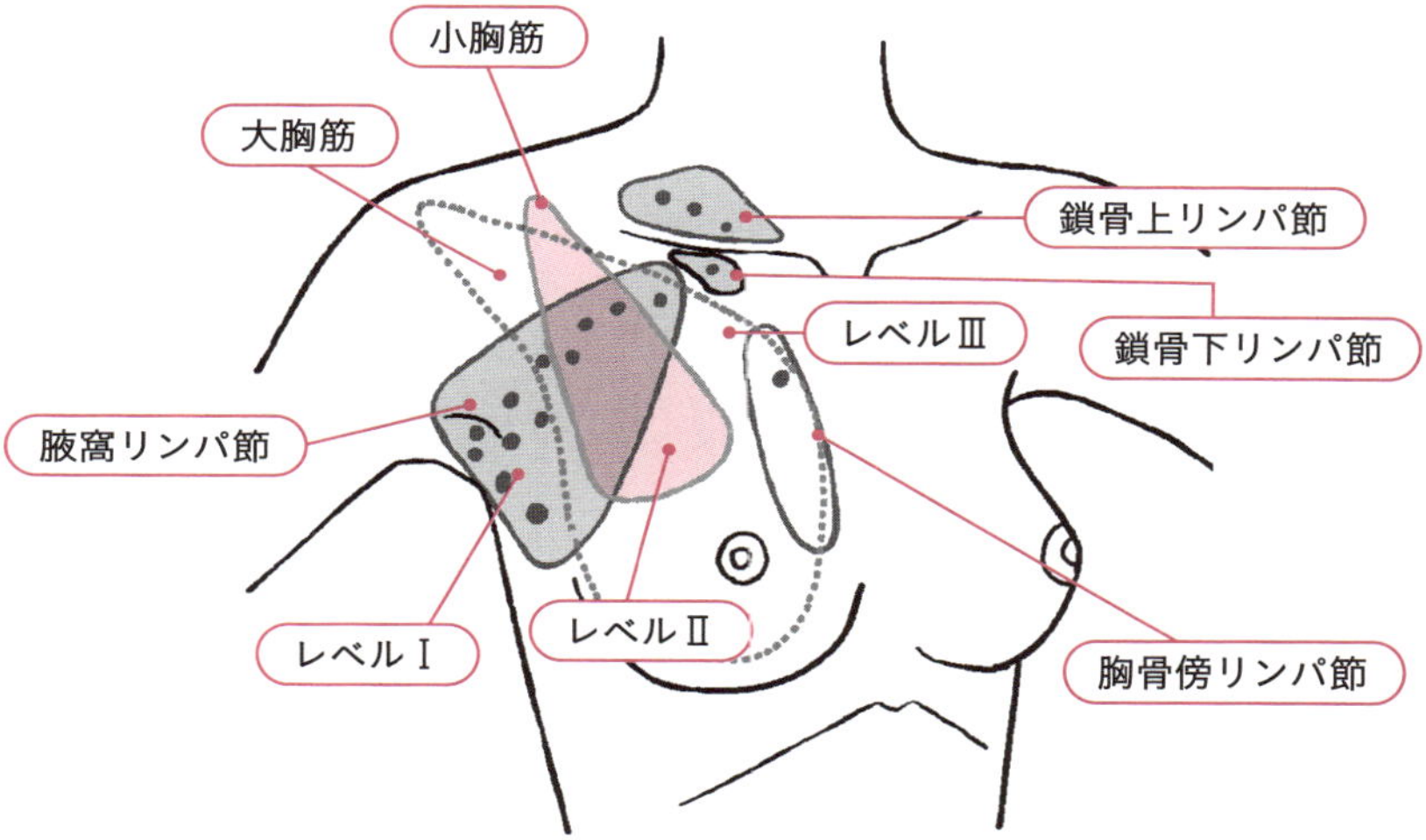

たかが重要です。

たとえば、レベルⅠからⅡまでを郭清すると、通常10数個〜20数個のリンパ節が取れますが、その個数は患者さんによって違うので、数が多く取れたからよいというわけではありません。**レベルⅠ〜Ⅱの範囲が、きれいに切除されていれば問題ありません。**

30年程前まではレベルⅠ〜Ⅲまで郭清することが一般的で、胸骨傍《きょうこつぼう》リンパ節を郭清することもありました。しかし、広く郭清しても生存率などに変わりはなく、むしろ腕のむくみなどの後遺症が強く出ることがあるので、現在、郭清する範囲はレ

乳房全切除とリンパ節郭清

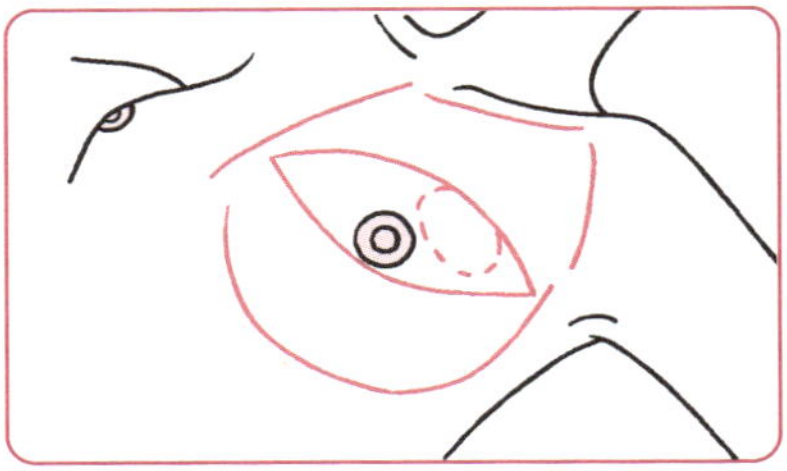

1 皮膚切開線を決めます。

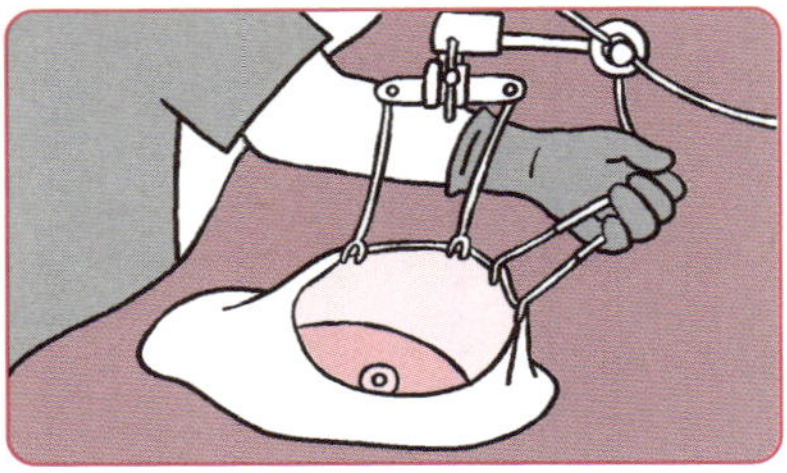

2 皮下を切り離し、乳房を大胸筋から切り離します。

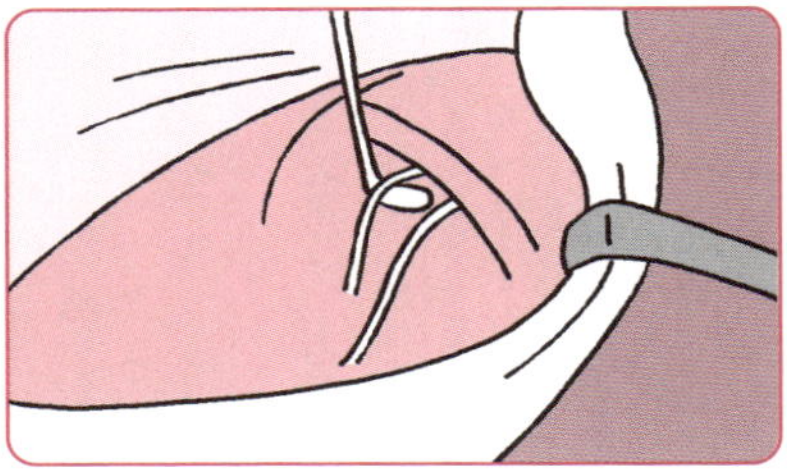

3 腋窩リンパ節郭清を行います。

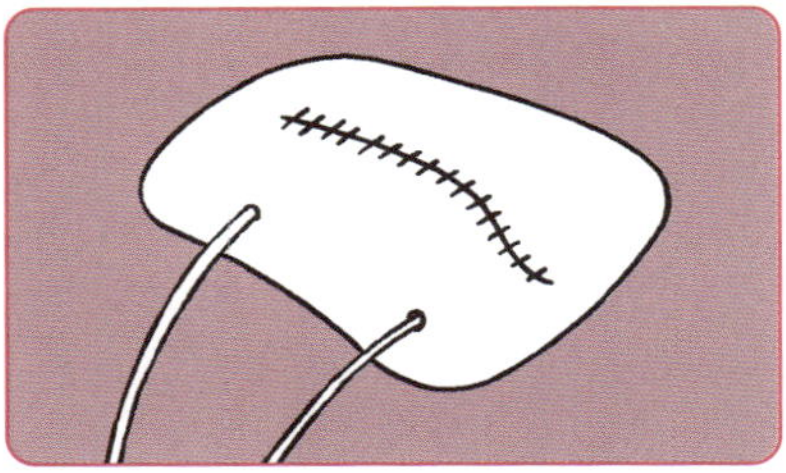

4 ドレーンを入れて閉創します。

ベルⅠ～Ⅱまでにとどめ、レベルⅢに明らかな転移がある場合以外にはレベルⅢの郭清はしていません。

また、大胸筋と小胸筋の間にもリンパ節（ロッターリンパ節とよびます）がありますが、触って硬くなければリンパ節郭清は行っていません。

リンパ節を郭清する目的

手術でリンパ節を郭清する目的は2つあります。

ひとつは、リンパ節の転移の個数（程度）を調べること。

そして、もうひとつは腋窩リ

ンパ節再発を防ぐための局所治療の目的です。**腋窩リンパ節転移の個数の情報は、再発の危険性を予測し、薬物療法の方針を決める上で有力な手がかりになります。**

がん細胞が乳管の中にとどまっている非浸潤性乳がんの場合はリンパ節郭清を行う必要はありません。ただし、針生検で非浸潤性乳がんと診断されても、マンモグラフィ上で広い範囲に石灰化像が認められるものや、数ミリ程度の小さな浸潤性乳がんが存在する場合には、センチネルリンパ節生検を行い、もしリンパ節にいくつかの転移があれば腋窩リンパ節郭清を行います。

腋窩リンパ節郭清の後遺症を防ぐリハビリテーション

手術で腋窩リンパ節郭清をしたあとは、術後数日して手や腕、ひじ、肩などを動かすリハビリテーションを開始する必要があります。これは術後にリンパ液の流れが悪くなり、腕や肩が動かしにくくなったり、腫れ上がったりするのを防ぐためです。

リハビリテーションによって肩の動きや背部のリンパ管の働きがスムーズになり、リンパ浮腫の予防となるため、手術直後だけではなく、しばらくの間は継続することが大切です。

1 手・指のマッサージ

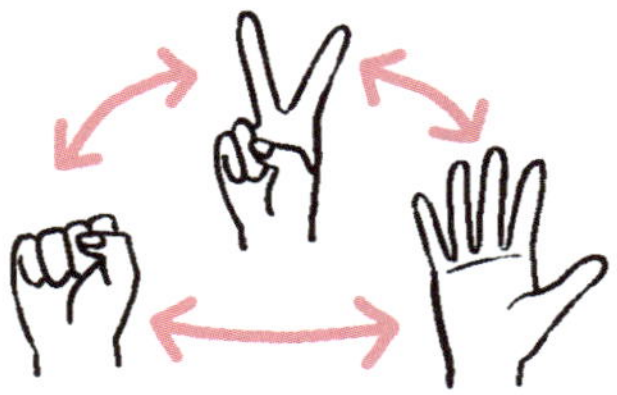

手術した側の手を、手のひらから肩へ向けてマッサージ。じゃんけんぽんをしたり、指を1本ずつ数えるように折り曲げます。

2 ひじの曲げ伸ばし

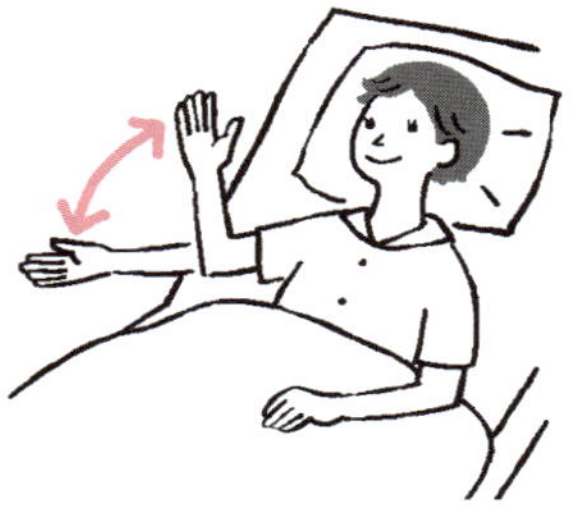

手術した側のひじの関節を、曲げたり伸ばしたりします。

5 腕の上げ下げ

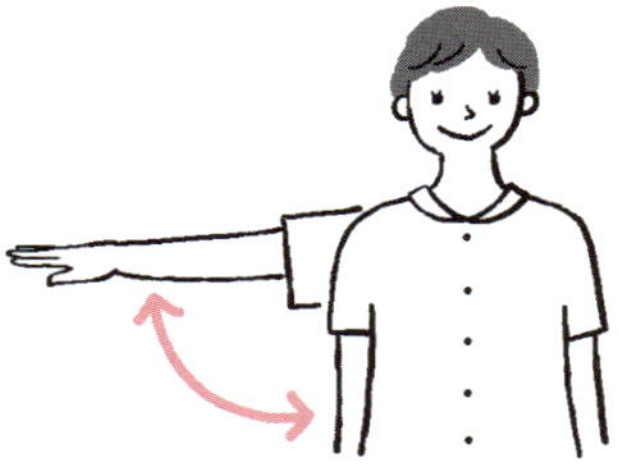

手術した側の腕を、前方や側面に向けて上げて下ろします。上げにくいときは、手術した側の手首を反対側の手でつかんで引き上げます。

6 体側のマッサージ

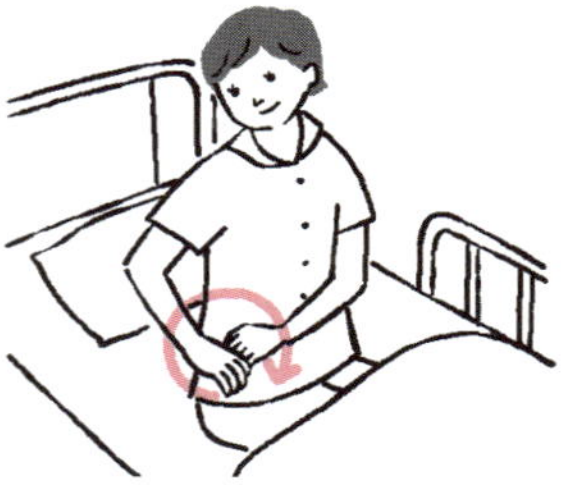

手術した側の体の側面を、腰のあたりから円を描きながら、下から上に向けてマッサージします。

3 ゆっくり肩回し

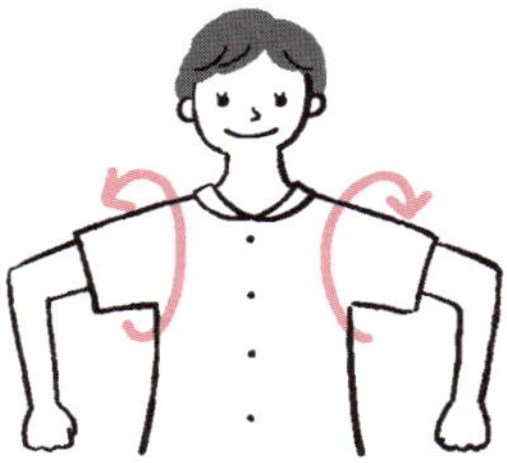

鎖骨を動かすことを意識して、大きく肩を回します。速い動きにならないように、ゆっくり行いましょう。

4 肩の開閉

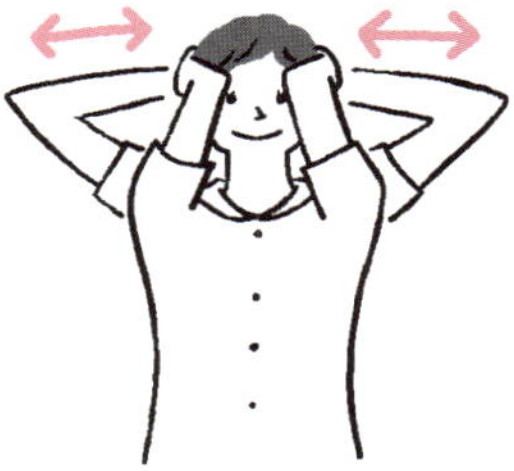

両手を頭の後ろで組み、広げた両ひじをつけるようにゆっくり前に寄せます。

7 上腕のマッサージ

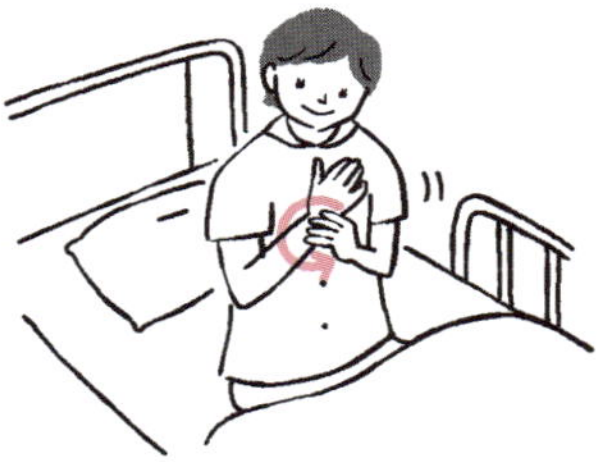

手術した側の上腕の内側と外側を、円を描くようにマッサージします。

8 ひじから手首のマッサージ

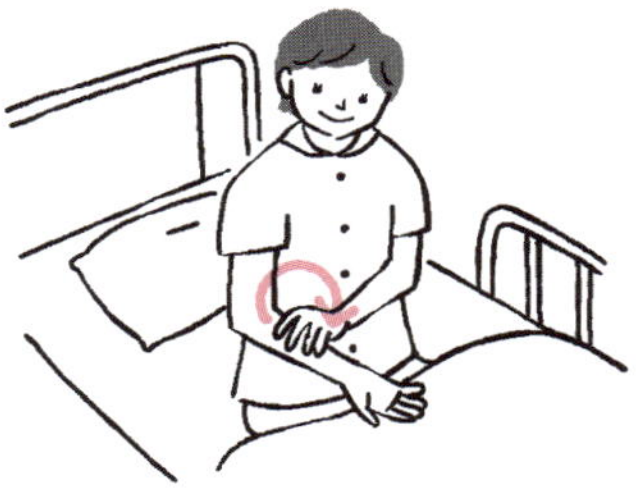

手術した側のひじから手首・手指を、円を描くようにマッサージします。

センチネルリンパ節生検は有益な診断法

- センチネルリンパ節は、がん細胞の最初の転移を見張るリンパ節
- センチネルリンパ節生検は手術中に行われ、転移の有無が診断される
- センチネルリンパ節に転移がなければ、無用なリンパ節郭清を避けられる

リンパ節への転移の有無を診断する方法

センチネルリンパ節とは、脇の下のリンパ節の入口に多くあるリンパ節で（左図参照）、がん細胞がリンパの流れに乗って最初に到達するリンパ節のことを指します。**がんの転移を見張るリンパ節なので、「見張りリンパ節」ともよばれます。このリンパ節を見つけて、リンパ節への転移の有無を診断する方法がセンチネルリンパ節生検（見張りリンパ節生検）です。**

センチネルリンパ節生検は、医療用の色素や被曝量の少ないアイソトープ（放射性同位元素）をしこりや乳輪の周りに注射し、脇の下のセンチネルリンパ節に染み渡った頃を見計らって、脇を数cmほど切開して探し、摘出します。

センチネルリンパ節の場所

センチネルリンパ節は「見張りリンパ節」ともよばれます。
脇の下のリンパ節の入り口にあり、通常1～2個あります。

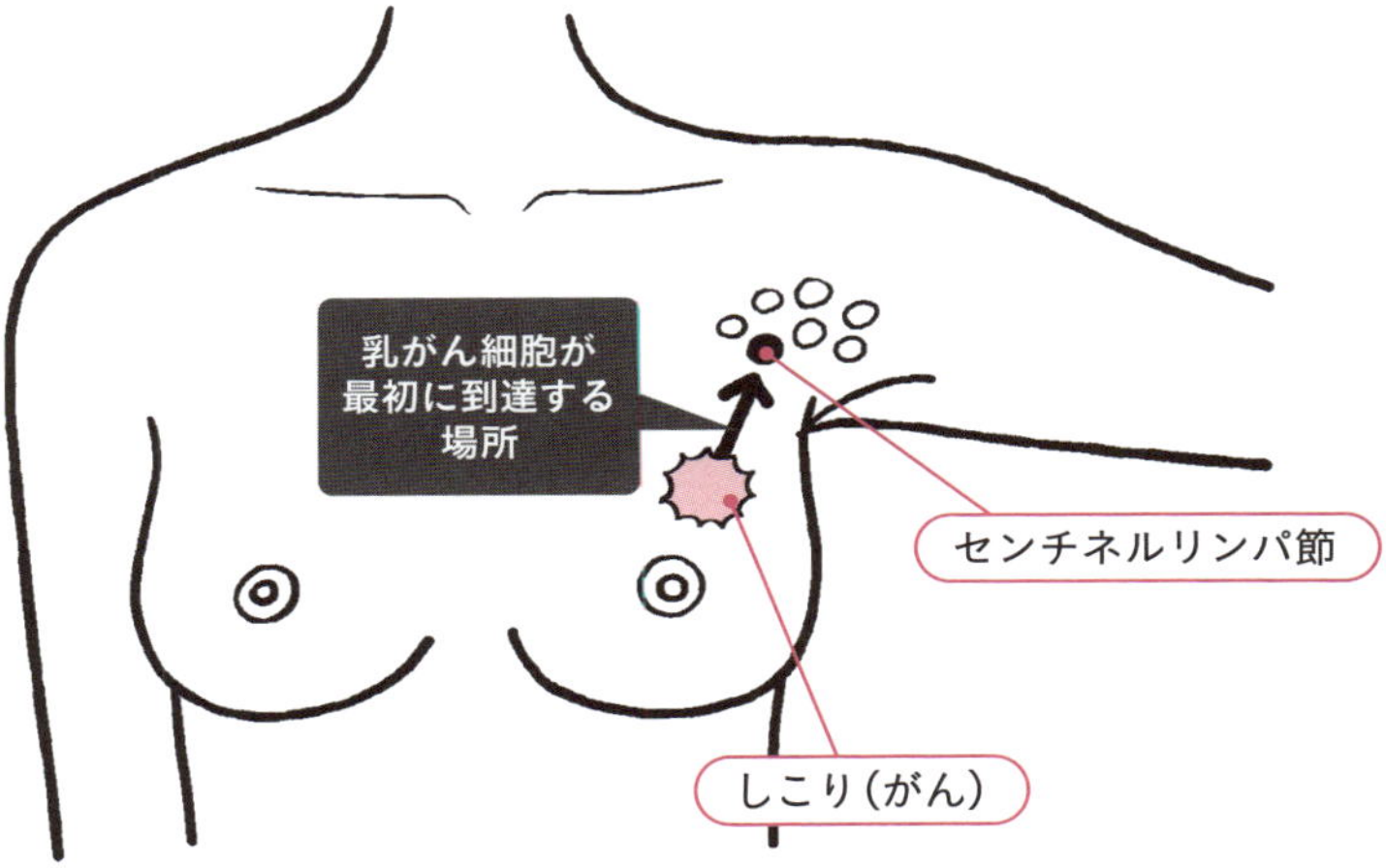

手術中、あるいは術後に、このリンパ節を顕微鏡で調べる病理検査や、がん細胞の遺伝子のmRNAの増幅を調べるOSNA（オスナ）法によってがんの転移を診断することが重要です。

センチネルリンパ節にがん細胞の転移が見つからなければ、ここより遠くのリンパ節への転移はないと判断できます。

腋窩リンパ節を郭清する場合と比較して、センチネルリンパ節生検で転移がないことがわかり、郭清を避けられたならば、腕がむくむリンパ浮腫のリスクも低く、術後の患者さんの後遺症の悩みが大

センチネルリンパ節生検

乳房にアイソトープ（放射性同位元素）や医療用色素（色の付いた液体や体内で蛍光を発色する液体）を注射し、アイソトープを感知する器械を使ったり、目で青く染まったリンパ節を見つけてセンチネルリンパ節生検を行います。

色素法

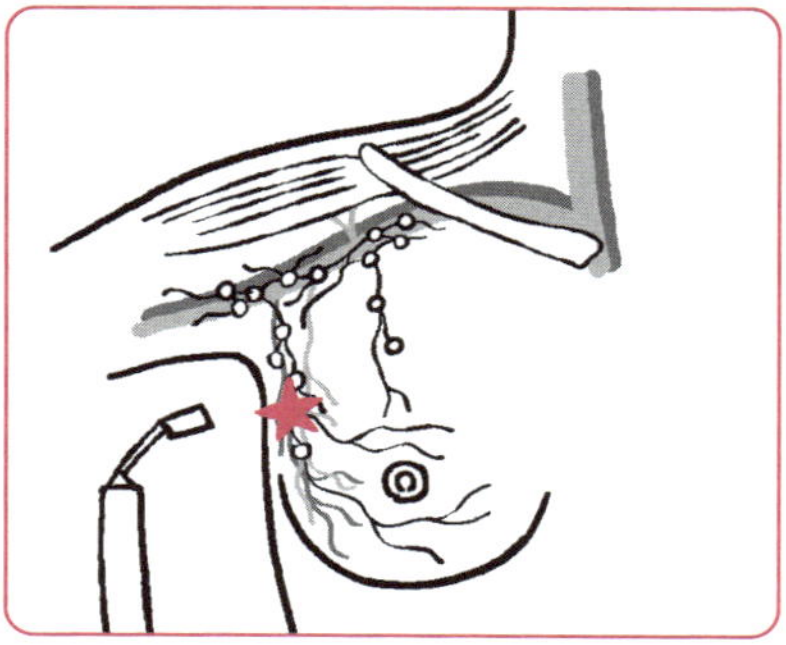

手術の前に、がんの周りに色素を注射。その後、色素がリンパ液の流れに乗ってセンチネルリンパ節が青く染まります。

アイソトープ法

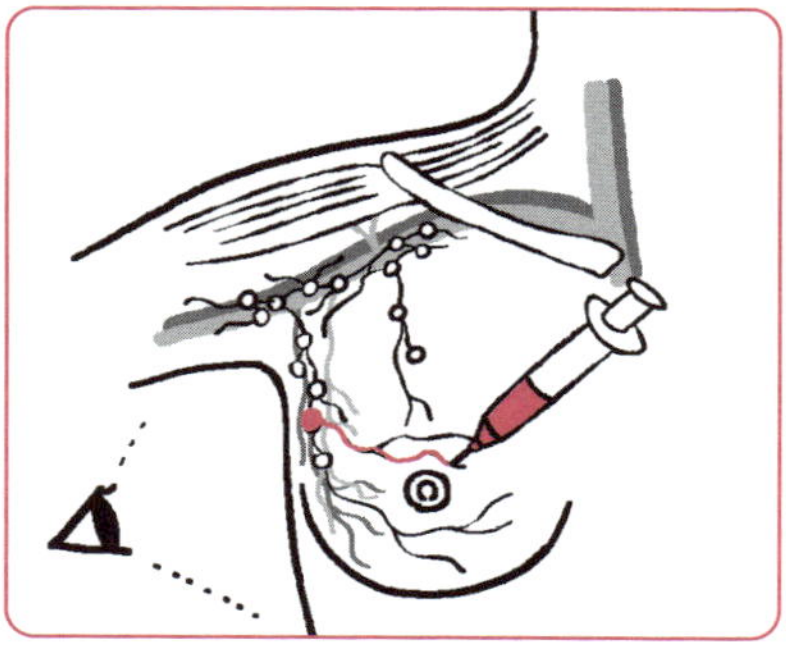

手術の前に、がんの周りにアイソトープ（放射性同位元素）を注射。その後、手術の開始前にガンマプローブという機械をに当ててセンチネルリンパ節を探します。

幅に改善されます。

センチネルリンパ節生検は、確立された標準治療の中で、患者さんにとって、とても有益なリンパ節転移の診断法です。

ただし、リンパ管侵襲が認められリンパ節転移を起こしやすいタイプのがんや浸潤性小葉がんなど、リンパ節転移が高率に発生する場合や、リンパ節転移を見逃してしまう場合もありますので、担当医や施設の郭清の方針について説明を受けていただくことが大切です。

リンパ節郭清を省略して、リンパ浮腫などの後遺症を予防

センチネルリンパ節生検によって、リンパ節転移のない患者さんは無用な腋窩リンパ節郭清を避けることができますので、リンパ浮腫などの後遺症を防ぐことができます。

最近では、仮にセンチネルリンパ節に2㎜以下の微小な転移や1個程度のリンパ節転移であれば、術後に脇のリンパ節への放射線治療やサブタイプによる薬物療法から郭清を省略するようになりました。さらに、すでにリンパ節転移がある乳がんでも術前薬物療法がよく効いて転移が消失したと判断される場合は、やはり郭清を省略することもあります。

その方法としてセンチネルリンパ節生検を行って転移が消えていることを確認したり、あらかじめ転移のあるリンパ節に医療用のクリップを留置しておいて、術前薬物療法後の手術のときに、クリップを見つけてその周囲のリンパ節を切除するtargeted axillary surgeryという方法が試みられています。

「乳房再建」で知っておきたいこと

- 乳房再建とは、失われた乳房を新しく形成してつくり直す手術のこと
- 手術前に患者さん、形成外科医、乳腺外科医の三者でよく話し合うこと
- 乳房再建を年間10例以上行っている医療施設が望ましい

乳房再建のメリットと検討すべき点

乳房再建は、乳がんの手術によって失われた乳房を形成外科の技術によってつくり直す方法です。乳房を失うことによって、精神面や肉体面でさまざまな不自由を感じる人も多く、乳房再建によって悩みや不満が改善される場合もあります。

ただし、再建の時期（手術と同時か手術後か）や方法（自家組織か人工物か）はさまざまで、放射線照射治療との関係や施設の状況、再建する形成外科医の技術力など、検討すべき問題はたくさんあります。再建を検討する場合、手術前に希望を伝えながら、形成外科医と外科医によく相談することをおすすめします。

乳房再建の時期

乳房再建法は大きく分類すると、一次再建と二次再建に分けられます。**一次再建とは乳がんの手術の際、同時に乳房を再建する方法で、二次再建とは乳がんの手術後、別の時期に乳房を再建する方法です。**

患者さんの立場では、1度の手術で乳がん切除と再建が同時に行えるという点で一次再建が望ましいと考えがちですが、再発の不安がある患者さんや、乳がんの進行の程度によっては、二次再建が望ましい場合もあります。

これらのことを考慮して、患者さん、形成外科医、乳腺外科医の三者で手術前によく話し合い、患者さんに適した手術時期を選択するとよいでしょう。

乳房再建の方法について

乳房再建は、自家組織による方法とエキスパンダーを用いる人工乳房に大きく分けられます。ここでは代表的な再建方法を紹介します。

乳房再建術❶

自家組織による筋皮弁法

おなか、背中などから、筋肉や皮膚を移植して再建します。

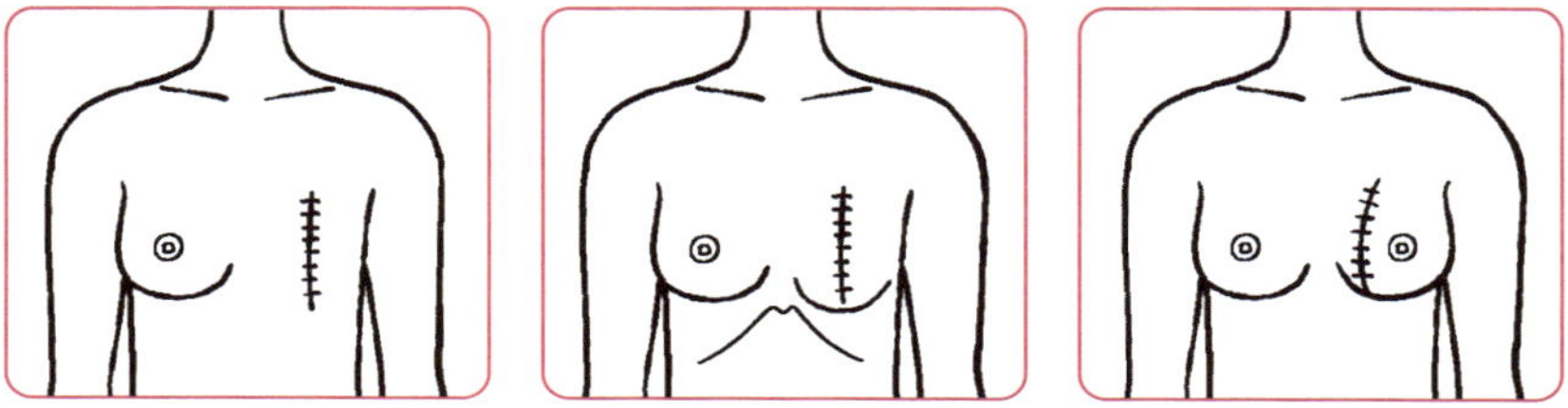

❶ 乳房切除術後の状態。

❷ おなかの皮膚、脂肪、筋肉に血管を付けたまま胸に移植して乳房を形成します。

❸ 再建の傷が落ち着いたら、乳頭を形成することもできます。

乳房再建術❶ 自家組織による再建

患者さんの体の一部の組織を胸に移植する方法で、おなかの組織を移植する方法や、背中の組織を移植する方法などがあります。

おなかの組織を移植する方法は腹直筋皮弁法といい、おなかの皮膚と脂肪と筋肉に血管を付けたまま胸に移植して乳房をつくります。背中の組織を移植する方法は広背筋皮弁法といい、背中の皮膚と脂肪と筋肉に血管を付けたまま胸に移植して乳房をつくります。

乳房再建術❷ 人工乳房による再建

まず、滅菌された食塩水を入れるエキスパンダーとよばれる袋を、胸の筋肉の下に入れて皮膚を伸ばしていきます。除々に皮膚の皮

乳房再建術❷

インプラント法

インプラント（人工乳房）を挿入して再建します。

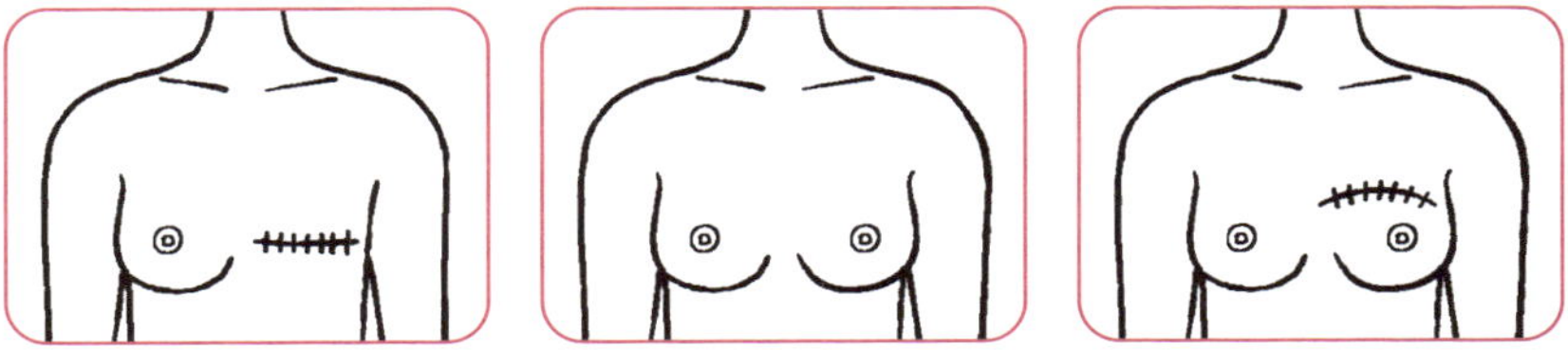

1 乳房切除術後の状態。

2 水を入れたエキスパンダーを胸筋の下に入れて皮膚を伸ばした後、人工乳房を挿入します。

3 その後、乳頭を形成することもできます。

下組織を乳房の形に膨らませたあとで、シリコンでできた人工乳房に入れ替える方法です。

乳がんが胸に再発した場合に発見しにくくなるのではないかと心配する人も多いのですが、再発は大胸筋の上に起こります。エキスパンダーや人工乳房は大筋の下に入れるので、再発の診断に影響はありません。なお乳頭や乳輪の再建は乳房を再建して位置や形が安定した後に行います。

再建の方法とその時期については、再建を希望される患者さんの意向、乳がんの病状、そして再建する施設の外科医や形成外科医の考え方によっても異なります。できれば、**乳房再建を年間10例以上実施している医療施設で行うことが望ましいでしょう。**

乳房再建方法の比較

	シリコンインプラント	自家組織
保険の適応（2024年9月現在）	あり（保険診療）	あり（保険診療）
手術の侵襲	少ない 短時間の手術・ 入院4日間以内	大きい 長時間の手術・ 入院約2週間
新たな傷の有無	なし	皮弁採取部の瘢痕
感染への抵抗性	低い	高い
特有な合併症	シリコンの破損と露出 シリコンの被膜の拘縮	皮弁の部分壊死 腹直筋ヘルニア
共通の合併症	感染、血腫、修正術を含む再手術	

インプラントに伴う特殊な悪性リンパ腫について

世界中で美容上の理由から乳房の形成術や、乳がん術後の再建術としてインプラントが挿入されています。

ただし、以前から稀な合併症として特殊な悪性リンパ腫の報告がありました。これを、BIA-ALCL（乳房インプラント関連未分化大細胞型リンパ腫）といいます。統計学的に数千人から1万人に1人の発症と予想されています。理由は、ざらざらしたタイプのインプラントの表面でリンパ球が刺激を受けて発がんするものと考えられます。ただし、2019年にこのタイプのインプラントは日本で発売中止になり、現在は安全なインプラントが発売されています。

もっとも大事な点は、過去にインプラントを挿入した人は、乳房を再建された施設、乳がんの専門施設、あるいは乳腺専門医がいる施設での診察と、エコーやMRIなどの乳房検査を定期的に受けていただくことが重要です。

放射線照射と乳房再建

放射線照射は皮膚にダメージを与えるため、皮膚が弱くなり、傷の治りも悪くなります。そのため、放射線照射後の再建はうまくいかないことがあります。

現在は、乳房全切除術後の患者さんでリンパ節への転移が4個以上の場合は、胸壁に放射線を照射することで生存率が改善し予後がよくなることが検証されているため、このような患者さんには照射することが標準治療になっています。

放射線照射後の人工物によるII期再建はおすすめできません。また、自家組織によるII期再建はできる場合もありますが、傷の治りや見た目もよくないことがあります。手術の前に、担当医と十分相談することが大切です。

「遺伝性乳がん」における予防的治療の現状

遺伝性乳がん卵巣がん症候群であるHBOC（通称エッチボック）は、乳がんと卵巣がんになりやすい遺伝子変異を伴う疾患として注目されてきました。HBOCに関連するBRCA1、あるいはBRCA2の遺伝子に変異のある日本人女性が5％近く存在することが判明しています。**もしBRCA1またはBRCA2の遺伝子に変異があれば、一生の間に60％の割合で乳がんが、20％から40％の割合で卵巣、あるいは卵管にがんが発症します。**

一方、これらの遺伝子変異で乳がんに罹患した女性の約10％で、予防的に切除された乳房の中に乳がんが発見されました。そこで**HBOC診断のための遺伝子検査、予防的な乳房切除術（乳房再建術を含む）ならびに予防的な卵巣卵管切除術がすすめられます。現在、予防的な乳房切除術と再建術、ならびに卵巣卵管摘出術は保険診療として実施されています。**ただし、乳房温存療法が可能な乳がんでも乳房内の高い再発率を避けるべく乳房全切除術を行うかどうか、乳がんと診断されていない健康な乳房も同時に予防的に切除するかどうか、担当医、看護師、認定遺伝カウンセラーなど、乳がん診療に携わる人と相談して決めていただくことが重要です。

乳がんの診断から再建までのフローチャート

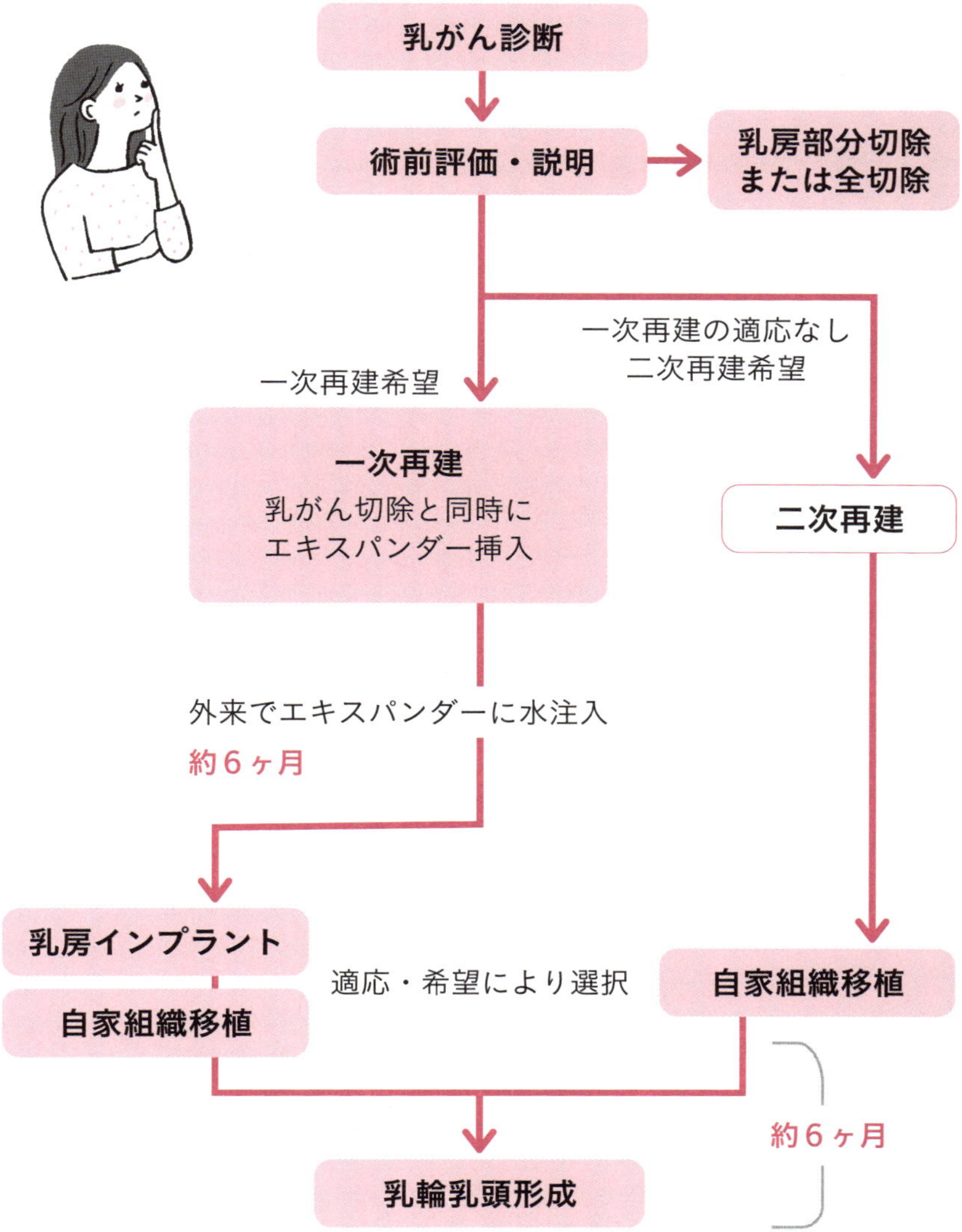

COLUMN3

「見張りリンパ節」という名前の由来

私が乳腺外科医として手術を始めた1990年代初頭には、手術はがん治療の根幹であり、「どこまでリンパ節転移をしているのかを調べるため、脇の下のリンパ節を根こそぎ取る」ことを厳命されていました。乳がんの研究会などでもちょっと甘めのリンパ節郭清をした外科医が、参加者から非難される場面を実際に目にしたこともあります。

しかし、腋窩リンパ節郭清に伴う後遺症を目の当たりにして、「なぜリンパ節転移のない患者さんに無駄な郭清を続けているのか」と、私は大変疑問に感じていました。

そのような時代の中で、1990年代に登場したセンチネルリンパ節生検は、まさに逆転の発想でした。つまり、がんがリンパの中を「どこまで転移するのか」ではなく、「どこから転移し始めるのか」という仮説です。

私も最初は疑心暗鬼でしたが、「センチネルリンパ節に転移はあるが、ほかの腋窩リンパ節には転移なし」という病理検査のレポートを読んだとき、この方法によって乳がんの外科治療が根底から変わることを確信しました。なぜなら、病理結果は「センチネルリンパ節が最初にがん細胞の転移先である」ことを示唆する結果だっただからです。

さて「見張りリンパ節」は私が1999年に命名、発表したものです。ひと言で手術の内容がイメージできる言葉で、患者さんや医療従事者にも親しみの持てるわかりやすい名称を考えたつもりです。

PART

4

がん細胞をたたく放射線療法と薬物療法

放射線療法は、おもに手術後の患部の局所再発を予防する目的と骨転移による痛みなどの症状緩和を目的に行われます。

薬物療法は、患者さんの背景と乳がんのサブタイプやコンパニオン診断に基づいて完治を目指す場合と症状緩和を目指す場合に行われます。

見えないがんを消滅させる放射線治療

- 放射線治療は、照射によってがん細胞に直接ダメージを与える局所療法
- 手術後の再発を予防し、生存率が向上
- 骨転移など進行したがんの症状を照射によって緩和する

放射線にはがん細胞を消失させる効果がある

放射線治療は、放射線を照射した部分に効果を発揮する「局所療法」です。放射線には、DNAにダメージを与えてがん細胞の修復を阻害することで、がん細胞を壊し、消失させる効果があります。

放射線療法としては、おもに手術でがんを切除した後に乳房やその領域の再発を予防するための治療と、遠隔転移した場合に転移した病巣による症状（骨の痛みなど）を緩和するための治療が行われています。

手術で乳がんを完全に切除しても、目には見えないがん細胞を取り残している可能性があります。**放射線治療はそうした乳房や胸壁、リンパ節などに残っている可能性のあ**

るがん細胞を消失させ、再発を予防することができます。

放射線治療と対象になる人

放射線治療は乳がんの術後に行いますが、手術を受けた人すべてが対象になるわけではありません。これは、患者さんの受けた手術の方法（乳房切除術、または乳房温存手術）や、術後の病理検査の結果などによって変わります。

①乳房切除手術を受けた患者さんの場合

リンパ節転移の多い人が対象です。再発予防と生存率向上を目的に、手術後の胸壁と周囲のリンパ節への放射線治療を行います。

②乳房温存手術を受けた患者さんの場合

乳房温存手術の場合は、手術後に温存した乳房への放射線治療が標準治療です。ただし、乳房温存手術とその後の放射線療法が必ずしもセットで行われるわけではなく、放射線治療をしない場合もあります。放射線療法を行うのは、がんが手術で完全に取りきれたかどうか判断が難しい場合や、わずかでもがん細胞が残っていると考えられ

放射線照射の範囲

乳房切除後の放射線治療

手術をして乳房を切除したあとの胸壁全体と隣接する鎖骨の上下や胸骨のすぐそばのリンパ節に放射線を照射します。わきの下のリンパ節に転移が4つ以上見つかった場合は、リンパ節転移を予防するために周辺のリンパ節、鎖骨上窩（首の付け根の鎖骨の上の部分）へも放射線をかけることが勧められています。

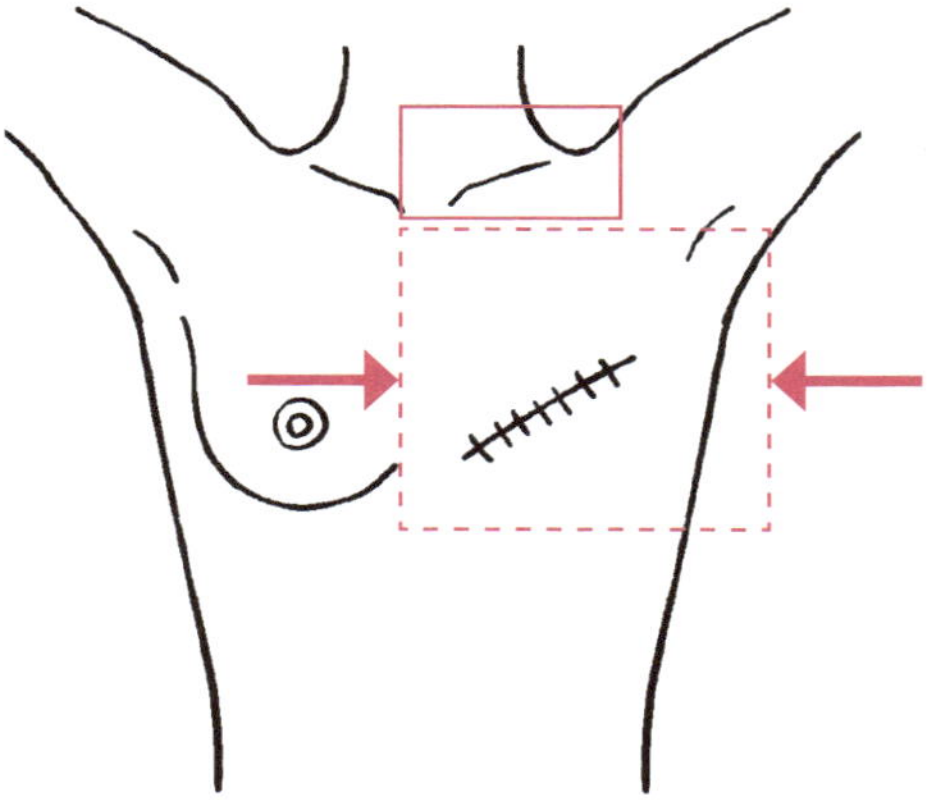

胸壁照射の範囲
鎖骨上窩照射の範囲
照射の方向

乳房温存療法後の放射線治療

手術をした側の温存した乳房に放射線治療を行うことで、乳房内の再発を防ぎます。 わきの下のリンパ節に転移があった場合は、乳房照射後、がんがあった部位への追加照射することが勧められています。

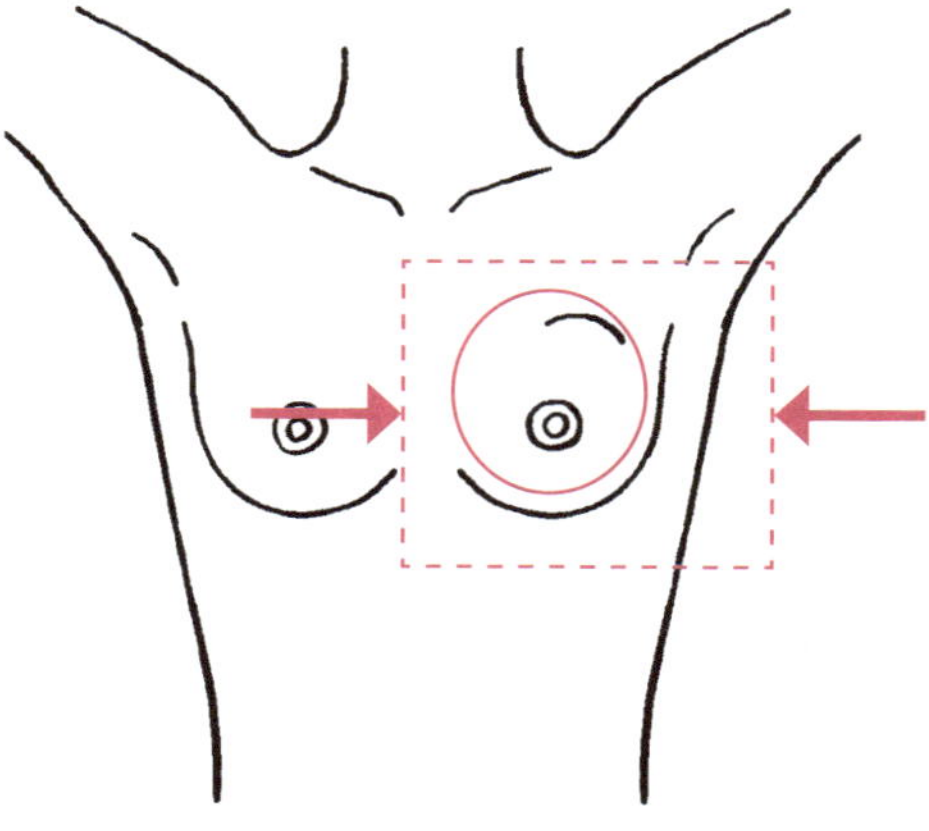

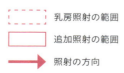

乳房照射の範囲
追加照射の範囲
照射の方向

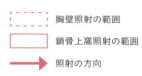

る場合です。

乳房温存手術後に、がん細胞がたくさん残っていると考えられるときは、さらなる追加切除手術（乳房温存での）や乳房切除術をおすすめすることもあります。

がん細胞を効率よく攻撃する放射線治療の効果

放射線治療では、通常のレントゲンを撮る装置よりも格段に高いエネルギーの放射線を人間の体に通過させます。

がん細胞も正常細胞も同じように通過しますが、がん細胞は放射線による影響を受けやすいのに対し、正常細胞はダメージを受けにくく、ダメージを受けても回復しやすいため、がん組織を効率よく攻撃することができます。

乳がんにおける放射線治療の進め方

✦放射線治療は、専門医が照射量やスケジュールを決定する
✦通常は外来での通院治療で、数週間に分割して、少量ずつ照射を行う
✦骨転移や脳転移に伴う症状緩和では、入院治療がすすめられることもある

放射線治療の手順と方法

放射線の種類はたくさんありますが、**がんの治療に使われるのは、X線、γ《ガンマ》線、電子線などです。**放射線治療を行う手順は、放射線治療の専門医が、患者さんの手術の状況や病理検査結果、CT検査結果、体調などを確認しながら、治療目的、病巣のある場所、病変の広さなどによって放射線を照射する範囲と量を決めます。

次にシミュレーターとよばれる装置を使って、実際に放射線をあてる部分に消えにくいインクで印を付けて「位置決め」をします。

この印は前胸部などの皮膚に直接付けますが、照射範囲を示す大事なものなので、治療が終わるまで消しません。インクは色落ちすることもあるので、下着は色が付いても

よいものを着るとよいでしょう。また、消えにくいインクとはいえ、入浴時などに消えてしまうこともあるので注意が必要です。

治療は、**通常1日1回、1～5分間程度、放射線を照射します。**皮膚の印に位置合わせをする時間や、更衣の時間を含めても10分間程度です。

放射線は少量ずつ、数回に分けて照射

乳がんの放射線治療は、患者さんごとにスケジュールが組まれます。一般的に月曜日から金曜日の毎日、週5日、1日1回を、1～7週間続けて行うため、1ヶ月以上に及びます。

放射線量は1回2グレイ（放射線量の単位）を1週間に5回、患部側の乳房全体に5～6週間（25回～30回程度）照射し、総照射量50グレイ程度が標準です。

さらに、病理検査の結果、温存した乳房に非浸潤性乳がんが残っていたり、切除した断《だん》端《たん》部近くにがんがある場合には、断端部周辺への追加照射が行われます。この場合は1回2グレイで5回程度追加して照射するため、追加を含む30回～35回の放射線治療を行うことになります。治療回数は患者さんによって、1～35回以上と異なります。

①乳房切除術後の放射線治療

手術した側の胸壁全体と、隣接する鎖骨の上下や胸骨のすぐそばのリンパ節にも同時に放射線を照射します。これを月曜日〜金曜日の毎日、5週間にわたって連続して行います。1日1回の治療は、準備も含めて10分程度です。

②乳房温存手術の放射線治療

手術した側の乳房へ（場合によっては周辺のリンパ節にも）放射線を照射します。これを月曜日〜金曜日の毎日、連続して行います。1日1回の治療は、準備も含めて10分程度です。

このように**放射線を少量ずつ、何回かに分けて分割照射すると、乳がん細胞はだんだん壊れて数が減少していきます。**正常細胞は照射されても回復力があるので、この違いを利用して放射線治療を行うわけです。

放射線治療は外来での通院治療

放射線治療の多くは外来での治療になるため通院は必要ですが、普段の生活に大きな支障はありません。ただし、骨転移や脳転移などの遠隔転移があり、体の状態がすぐれない場合においては、入院治療がすすめられることもあります。

また、乳がんの性質によって放射線治療のみでよい患者さんと、放射線治療と薬物療法を受ける必要のある患者さんがいます。

放射線治療だけを行う場合は、術後数週間経ってから治療を始めるのが一般的です。

薬物療法、とりわけ抗がん剤治療を予定している場合は、抗がん剤治療の後に放射線治療を行います。抗がん剤治療には3〜6ヶ月の期間を要しますが、その副作用からの回復期を含めると、**放射線治療の開始時期は手術の半年後になります。**

放射線治療の副作用

- 放射線治療の副作用は照射した部分に限られる
- 一般的に副作用は軽く、薬物療法と比べて体への負担は比較的少ない
- 遠隔転移した臓器への照射は、症状の緩和が目的

患者さんに負担の少ない放射線治療

放射線の照射による大きな副作用はほとんどなく、照射した部位に限って現れます（胸壁、周囲のリンパ節領域）。頭髪の脱毛、吐き気はなく、白血球減少も起こりません。放射線をあてている間に疲れやだるさ、眠気などを感じる患者さんもいますが、基本的には仕事をしながらでも治療を受けることが可能です。

治療開始から3～4週間くらいで、放射線があたっている範囲の皮膚が日焼けをしたように赤くなり、黒ずんでくることもあります。

汗腺や皮脂腺の働きが一時的に衰えるため、熱をもっているように感じたり、カサカサしたり、ヒリヒリしたり、皮がむけたり、水ぶくれのようになることもありますが、

放射線治療での注意点

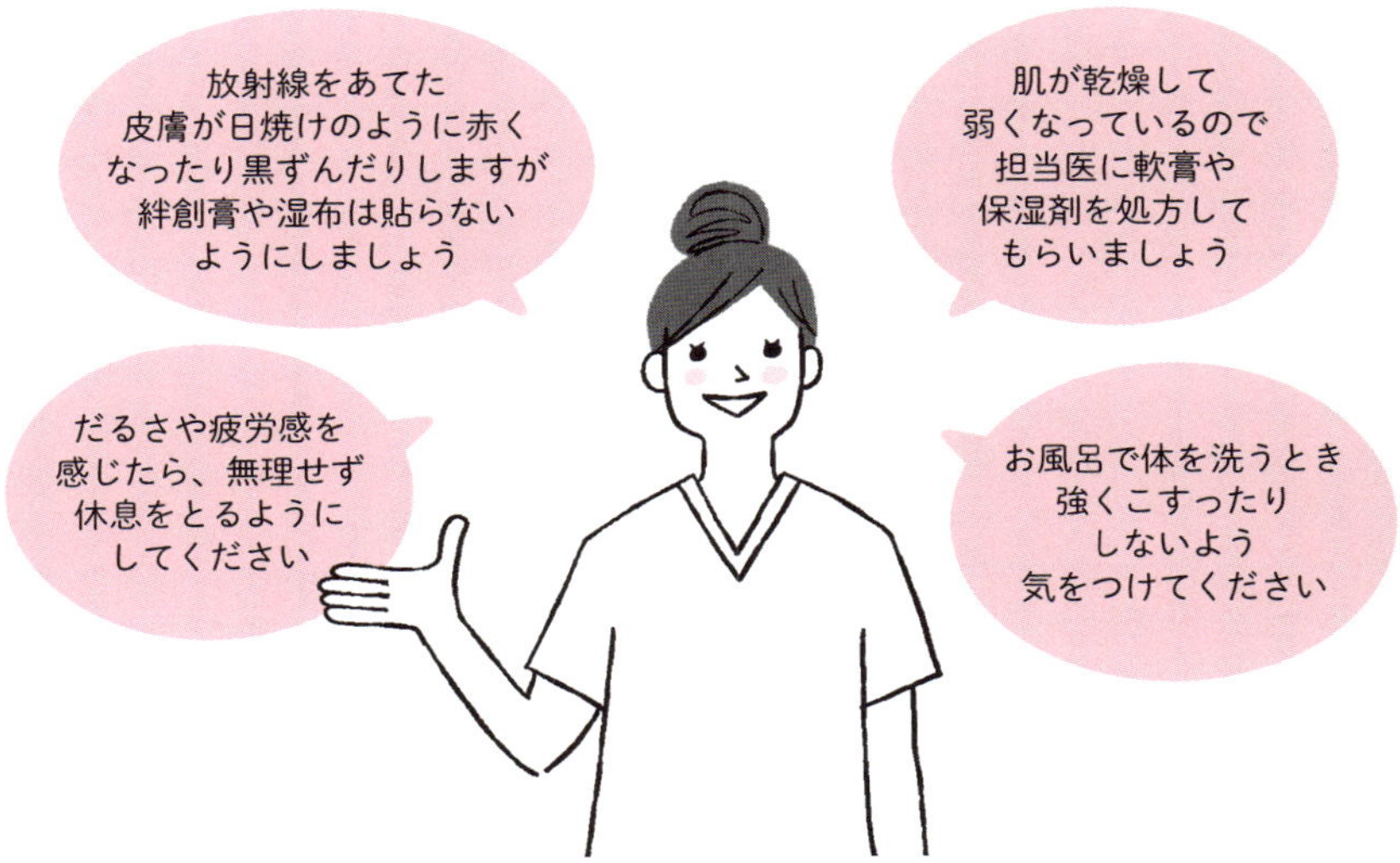
放射線をあてた
皮膚が日焼けのように赤く
なったり黒ずんだりしますが
絆創膏や湿布は貼らない
ようにしましょう
肌が乾燥して
弱くなっているので
担当医に軟膏や
保湿剤を処方して
もらいましょう
だるさや疲労感を
感じたら、無理せず
休息をとるように
してください
お風呂で体を洗うとき
強くこすったり
しないよう
気をつけてください

治療が終了すれば1ヶ月程度で軽快します。

これらの症状には、軟膏や保湿剤（クリームやオイルなど）を担当医から処方してもらうことができます。皮膚が弱くなっているので、自分の判断で薬や化粧品などを塗らないようにしましょう。

乳房温存術後の放射線治療の場合は、乳房全体が少し腫れて硬くなったり、痛むことがありますが、これらの症状は1〜2年程度で消えます。放射線があたった皮膚は、保湿を心がけることで、かゆみの予防と皮膚の免疫力を高められます。

また、放射線治療が終了して2〜3

ヶ月経ってから、放射線による肺臓炎を起こすことがあります。肺臓炎になると、咳や発熱といった症状をともないます。

副作用の程度には個人差があり、同じ照射線量でも軽症の人もいれば、やや強めに反応してしまう人もいます。とはいえ一般的には副作用は軽く、日常生活に大きな支障をきたすことはありません。

なお、乳がんの放射線治療から新たにがんが発生する「二次がん」の確率が高まることはありません。

乳がんが転移した臓器に対する放射線療法

乳がんが転移した場合に行われる放射線療法の代表格は、骨転移と脳転移した際の放射線治療です。骨転移に対しては、疼痛《とうつう》（痛み）の改善に有効です。

脳転移は、抗がん剤や抗ホルモン剤は効かないので、ほかの臓器に転移がない場合やほかの臓器への転移が十分にコントロールされている場合には、手術や放射線治療が検討されます。

最近は、乳がんが脳に転移したときの腫瘍が限られた範囲の場合には、特殊な放射線治療としてガンマ・ナイフなどを用いた集光照射という放射線治療も行われています。

いずれにせよ、**転移した臓器への放射線療法の目的は症状の緩和であり、治癒する可能性は少ないのが現状です。**

放射線は同じところに再び照射しない

一方、副作用として、放射線をあてた領域の臓器に炎症が起こることがあり、その臓器に特有の症状が現れます。

たとえば、腰椎に放射線をあてた場合は近くの皮膚や消化管の炎症から、時に腹痛や下痢が起こることもあります。

また、放射線は同じ箇所に照射すると著しく副作用が増加するため、1度照射したところには最照射をしないのが原則です。ただし、例外として脳転移の場合は、最初に全脳照射をした後、さらに脳の一部分に限って「定位照射」という放射線療法を行うことがあります。

がん細胞を根絶やしにする薬物療法

- ホルモン療法、化学療法、分子標的療法の3つが大きな柱
- 薬物療法の目的は、全身に散乱したがん細胞を制御し、根絶すること
- 治療法の選択は「サブタイプ分類」が指針となる
- 薬剤の選択は「コンパニオン診断」が重要

乳がん全身治療に用いられる薬物療法とは

乳がんでは、がんのサブタイプと再発リスクに基づいて薬物治療を行います。乳がんの薬物療法には大きく分けて**「ホルモン療法（抗ホルモン剤）」「化学療法（抗がん剤）」「分子標的療法（分子標的療法剤）」の3つ**があります。

乳がんはごく早期の段階でも、微少ながん細胞が血液や骨髄に存在しているのですが、薬物療法によって、すでに全身に散らばってしまっているがん細胞を制御し、消滅させます。

乳がんの薬物療法の治療法

乳がんの薬物療法は大きく3つに分けられます。

1. **ホルモン療法**（抗ホルモン剤）
2. **化学療法**（抗がん剤）
3. **分子標的療法**（分子標的療法剤）

① ホルモン療法	ホルモン感受性乳がん（ホルモン受容体が陽性）の場合に行われる。
② 化学療法	ホルモン感受性、ハーセプチン感受性がない場合や、悪性度の高い乳がんの場合、またリンパ節に転移があるなど再発の危険度の高い場合に用いられる。
③ 分子標的療法	分子標的治療とは、がん遺伝子により産生されるタンパク質などを標的として、その働きを抑えたり、「がん周囲の環境を整える因子」を標的にして、がん細胞が増殖しにくい環境を整える治療法。

ホルモン療法（内分泌療法）

ホルモン療法は、抗がん剤と比べて一般的に副作用が軽いことが特徴です。しかし、**ホルモン療法は乳がんの細胞にホルモン受容体がないと効きません。**そのため、すべての患者さんに適応されるものではありません。

ホルモン療法は、抗ホルモン剤によって増殖する乳がん細胞を兵《ひょう》糧《ろう》攻めにする方法です。**ホルモン受容体に結合したり分解したりして細胞増殖を止め、女性ホルモンそのものを下げることで、がん細胞を消滅させます。**

化学療法

化学療法はおもに再発リスクの高い乳がんに適応されます。具体的には組織異型度や核異型度の高い乳がんや、リンパ節に転移のある乳がん、抗ホルモン剤が効かない乳がんに使われます。**抗がん剤は、がん細胞が分裂するときの、さまざまな段階に働きかけてがん細胞を消滅させます。**

分子標的療法

抗ホルモン剤も抗がん剤も、がん細胞のある遺伝子の集団タンパク質が担う機能を抑えることで効果を発揮しますが、より**ピンポイントで、がん細胞を標的とした治療法が分子標的療法です。**乳がんの薬物療法は、今まさに分子標的療法の時代にあります。**分子標的療法の適応は「コンパニオン診断」によって決まります。**

サブタイプは薬物療法の大事な指針

薬物療法では「ホルモン受容体」「ＨＥＲ《ハー》２《ツー》」「がん細胞の増殖活性（Ｋｉ６７）」の３つの要素によりサブタイプを決定し、それに適した治療を行う「サブタイプ分類」という考

サブタイプ分類

サブタイプ分類	ホルモン受容体		HER2	Ki67値
	ER	PgR		
ルミナルA型	陽性	陽性	陰性	低
ルミナルB型（HER2陰性）	陽性または陰性	弱陽性または陰性	陰性	高
ルミナルB型（HER2陽性）	陽性	陽性または陰性	陽性	低〜高
HER2型	陰性	陰性	陽性	
トリプルネガティブ	陰性	陰性	陰性	

え方が定着しています。

サブタイプ分類は、がん細胞の持つ性質で分類する考え方で、がん細胞の遺伝子解析によって提唱されました。

実際は、生検や手術で採取されたがん細胞を病理学的に調べることで、遺伝子解析の分類にあてはめています（100ページ参照）。

調べられる要素は、ホルモン受容体（エストロゲン受容体［ER］と、プロゲストロン受容体［PgR］）、HER2、Ki67で、がん細胞の増殖に関わるタンパクです。

3つの薬物療法（ホルモン療法、化学療法、分子標的療法）はいずれも、患者さんのがん細胞の性質、つまりどのような性質の乳がんかにより効果が異なるため、がん細胞の性質を調べたうえで、それぞれに合わせた有効な治療方法を選択し、組み合わせます。

効果予測因子と予後予測因子について

薬物療法を考える上で重要な点は、乳がんの「効果予測因子」を検討することです。**効果予測因子とは、特定の治療法がどのような患者層に効果的なのかを選定するための因子で、「治療が効くと予測される因子」と定義**できます。

たとえば、ホルモン療法の効果予測因子は、ホルモン受容体陽性の乳がんです。ホルモン受容体のない乳がんにホルモン療法は効かないので、陽性ではない患者さんにはこの治療法は選びません。もちろん実際には、針生検や切除した手術標本をもとに効果予測因子を検討し、適切な薬物療法と組み合わせるなど臨床試験からのエビデンス（科学的根拠）に従って患者さんに合った治療計画を立てます。

一方、**予後予測因子とは、治療法とは別に、がんが治ったり再発したりするリスクを評価する要素のことです。**がん治療の予後因子は、ステージ（進行段階）やがん細胞の状態などです。最近では、多遺伝子アッセイによる再発リスクの評価に基づいて化学療法が必要かどうかを決めています。

治療効果の予測因子に基づく薬物療法の選択

どのような治療が効果的かを予測する指標例です。予測因子に基づいて薬物療法を選択し、さらに、がんの進行や再発のリスク、患者さんの長期的な見通し（予後）を予測する「予後予測因子」も考慮して、その人にあった個々の治療計画が立てられます。

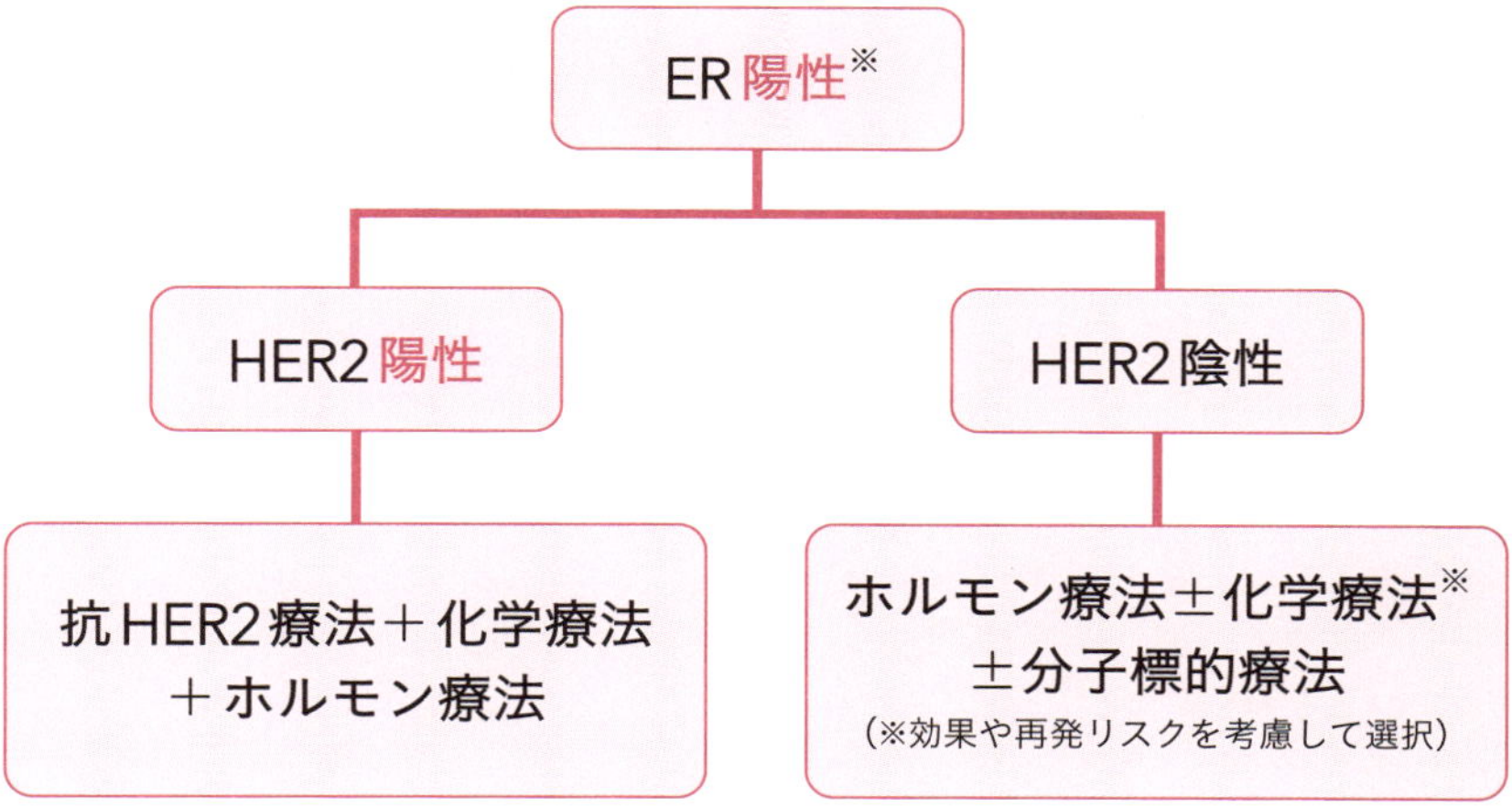

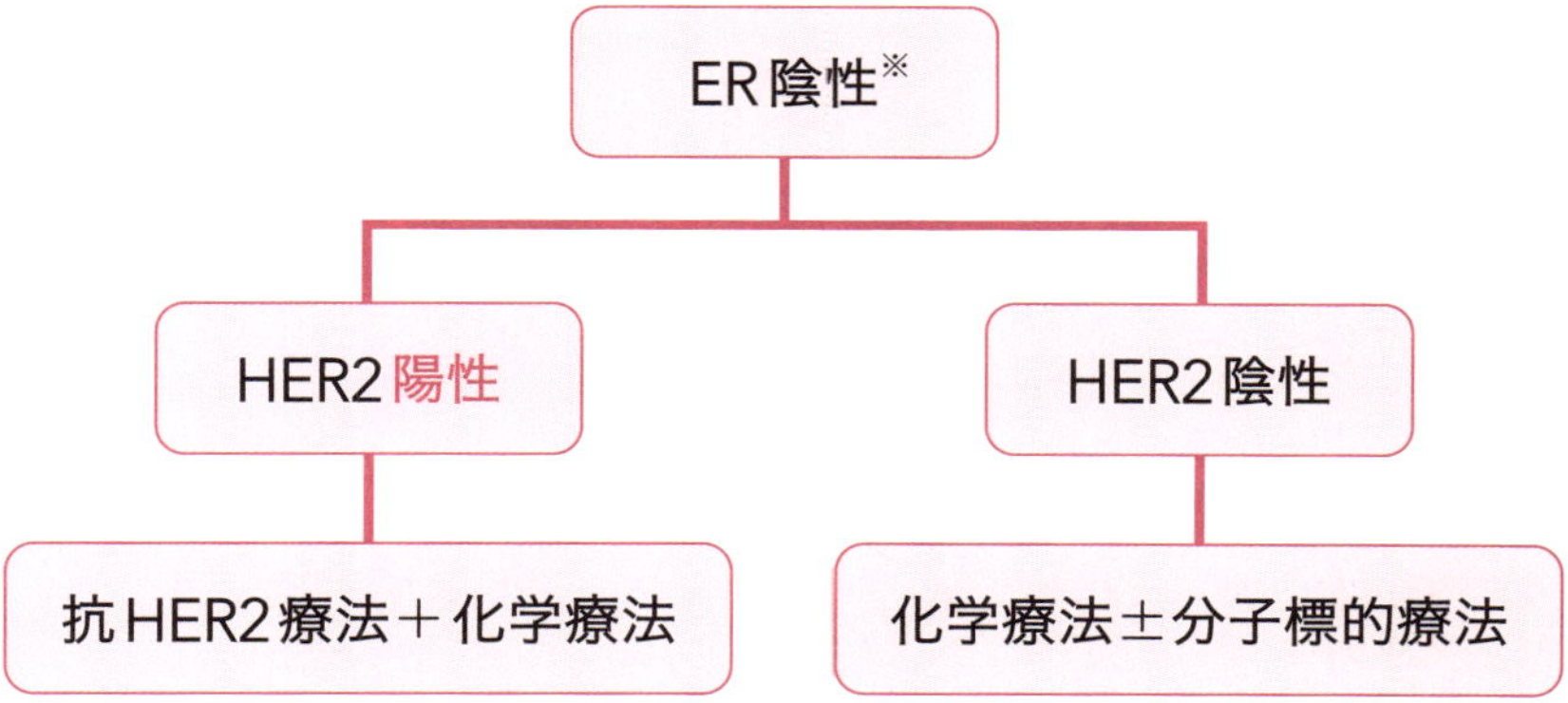

※ER：ホルモン受容体（エストロゲン受容体［ER］）

ホルモン療法の基本は「ホルモン感受性乳がん」であること

✦ホルモン感受性乳がんは、女性ホルモンに影響されやすい
✦乳がんの約7割は、ホルモン感受性がある
✦閉経前か閉経後かで処方薬は異なる

ホルモン療法の効果が期待される乳がん

ホルモン受容体（エストロゲン受容体とプロゲステロン受容体）を検査することにより、がん細胞の性質が、女性ホルモンに影響されやすい乳がんか、そうでない乳がんかがある程度わかります。

女性ホルモンに影響されやすい乳がんは「ホルモン感受性乳がん」、あるいは「ホルモン依存性乳がん」といい、ホルモン療法による治療効果が期待されます。約60～70％の乳がんは、このホルモン受容体を持っています。

ホルモン感受性乳がんは、女性ホルモン（エストロゲン）の刺激ががんの増殖に影響しています。

生理があり、卵巣機能が活発な女性は、卵巣が女性ホルモンのおもな供給源になりますが、女性は50歳前後を境にして卵巣の働きが衰え「閉経」を迎えます。

閉経後は卵巣からの女性ホルモンの分泌は停止し、副腎皮質から分泌される男性ホルモンが原料になって、「アロマターゼ」とよばれる酵素の働きにより女性ホルモンがわずかに生産されます。閉経後の女性では女性ホルモンのレベルは閉経前に比べ、100分の1程度に減少します。ところが、乳がん細胞や乳がん細胞の周りの組織では、このアロマターゼによって閉経前と同様に、高い女性ホルモンのレベルが保たれていることがわかっています。

女性ホルモンのエストロゲン受容体への結合を阻害

ホルモン療法で用いられる薬には、抗エストロゲン剤、アロマターゼ阻害剤、黄体ホルモン分泌刺激ホルモン抑制剤などがあります。

タモキシフェン（商標名「ノルバデックス」ほか、ジェネリック薬品あり）は代表的な抗ホルモン剤で、エストロゲン受容体と結合することで、女性ホルモンのがん細胞への作用を阻害します。

アロマターゼ阻害剤は、アロマターゼの働きを抑えて閉経後の女性ホルモンの生産を抑えます。アロマターゼ阻害剤には、アリミデックス（商標名「アナストロゾール」ほか、ジェネリック薬品あり）、レトロゾール（商標名「フェマーラ」[※1]）、エクセメスタン（商標名「アロマシン」[※2]）などがあります。

患者さんが閉経前か、閉経後かによって女性ホルモンの状態も変わるので、ホルモン療法で用いる薬も異なります。

患者さんが閉経前の場合は、卵巣からの女性ホルモンの分泌を抑える**黄体ホルモン分泌刺激ホルモン（LH-RH）抑制剤**としてゴセレリン（商標名「ゾラデックス」）やリュープロレリン（商標名「リュープリン」）を使用します。プロゲステロン製剤などを使用する場合もあります。

現在、閉経後女性を対象にした**抗ホルモン剤**で、フルベストラント（商標名「フェソロデックス」）という筋注製剤（筋肉内注射）も使われています。

ホルモン療法の組み立て方

乳がんの薬物療法は、世界中の臨床試験の結果を基に投与期間や投与法が決められて

※1.2「フェマーラ」、「アロマシン」ともに、ジェネリック薬品あり。

います。しかし、似たような臨床試験でも異なる結果がでたり、患者さんの病状が違うために正反対の結果がでたりすることもあります。そこで、ガイドラインによって薬物療法の方針を公表したり、さまざまな試験の結果をまとめての解析が行われます。

ホルモン療法は、抗がん剤に比べて副作用が少なく安全な方法です。使用には閉経前なのか閉経後なのか、あるいは閉経になりそうな時期なのかを考慮します。50歳でしばらく生理がないからといって閉経とは限りません。閉経かどうか不確かな場合は、血液中の女性ホルモンや下垂体からの卵胞刺激ホルモンを測定して判断します。

閉経前乳がんでは、タモキシフェン（抗エストロゲン剤）を5年間から10年間内服するのが標準的です。また、タモキシフェンの内服と黄体ホルモン分泌刺激ホルモン抑制剤を4週間に1回皮下注射し、2年間定期的に続ける方法も一般的です。黄体ホルモン分泌刺激ホルモン抑制剤の中には12週間有効な製剤もあります。

一方、**閉経後乳がんでは、アロマターゼ阻害剤を5年間内服するのが標準的**です。タモキシフェンを約2～3年服用してからアロマターゼ阻害剤に変更して継続する方法も有用として推奨されています。アロマターゼ阻害剤によって女性ホルモンは閉経後の状態からさらに低下した状態となり、骨粗しょう症が発生するリスクが高くなります。特に、アロマターゼ阻害剤の投与前から骨密度が低下している場合は、骨粗しょう症に要注意です。アロマターゼ阻害剤の前に骨密度を測定し、骨密度が低めであればデノスマブなど骨修飾薬で骨密度を保つ工夫が欠かせませんのでご注意ください。

ホルモン療法の副作用

ホルモン療法による副作用は、女性ホルモンが作用する体の機能を乱すことが原因です。おもな服作用の部位は、子宮や膣の女性生殖器、骨、脳です。すべてに**共通した副作用として、更年期障害に似た症状が出ます。**たとえば、のぼせ、発汗、イライラ、落ち込み、膣の乾燥などです。うつ状態など精神的影響がでたり、まれに血栓症を併発することもあります。

また、子宮体がんのリスクも高まります。**特に、タモキシフェンを内服された人のなかで、1千人に1・6人の確率で子宮体がんが発生**します。タモキシフェンは子宮内膜に刺激的に働きますので、内服している人、もしくは内服していた人は念のため、1年に1回は婦人科検診を受けてください。

アロマターゼ阻害剤による副作用としては、関節痛や骨密度の低下が知られています。特に内服前から骨密度が低下しているような人は、十分注意が必要です。内服するときには、半年から1年に1回、骨密度の測定が必要です。

黄体ホルモン分泌刺激ホルモン抑制剤（ＬＨＲＨアゴニスト）は、卵巣からの女性ホルモン分泌を減少させ、更年期と全く同じような症状を起こす可能性があるだけでなく、**服用することで卵巣機能が停止し、２年間は閉経した状態**になります。ちなみに、抗がん剤による副作用でも卵巣機能が停止したり、廃絶したりすることがあります。

治療後の生き方を考えて治療方針を決める

乳がん治療の観点からは、女性ホルモン値を下げることは再発の予防として好ましいことです。

しかし、女性の社会進出と妊娠・出産の高齢化から、乳がん治療後の出産を希望される患者さんも多くなりました。黄体ホルモン分泌刺激ホルモン抑制剤を2年間投与されることによって、30代の女性が閉経してしまう可能性もありますので、医師としっかり話し合いながら、治療方針を決めることが大切です。

化学療法としての抗がん剤の使い方

- 抗がん剤の使用には、乳がんの状況に応じて3つの場合がある
- 治療としては、作用の異なる抗がん剤を順次、組み合わせて使用する
- 術前と術後では、抗がん剤の使用目的が多少異なる

抗がん剤の使用はいつ？

抗がん剤は、患者さんの乳がんの状況に応じて、**①術前薬物療法**、**②術後薬物療法**、**③転移・再発後抗がん剤**の3つの場合に用いられますが、ここでは手術前後の使い方について説明します。

作用の異なる抗がん剤を同時にまたは順番に組み合わせる化学療法により、より高い治療効果を目指します。また、投与の間隔や1回の投与量なども重要です。

術後薬物療法は「術後補助療法」ともいいます。しかし、今は抗がん剤を「補助」と考える専門家はいません。

術後薬物療法の効果

下図から、無治療で1000人が再発した場合、たとえばCMF療法を行うことで、そのうち240人(24%)が再発を防げることが分かります。

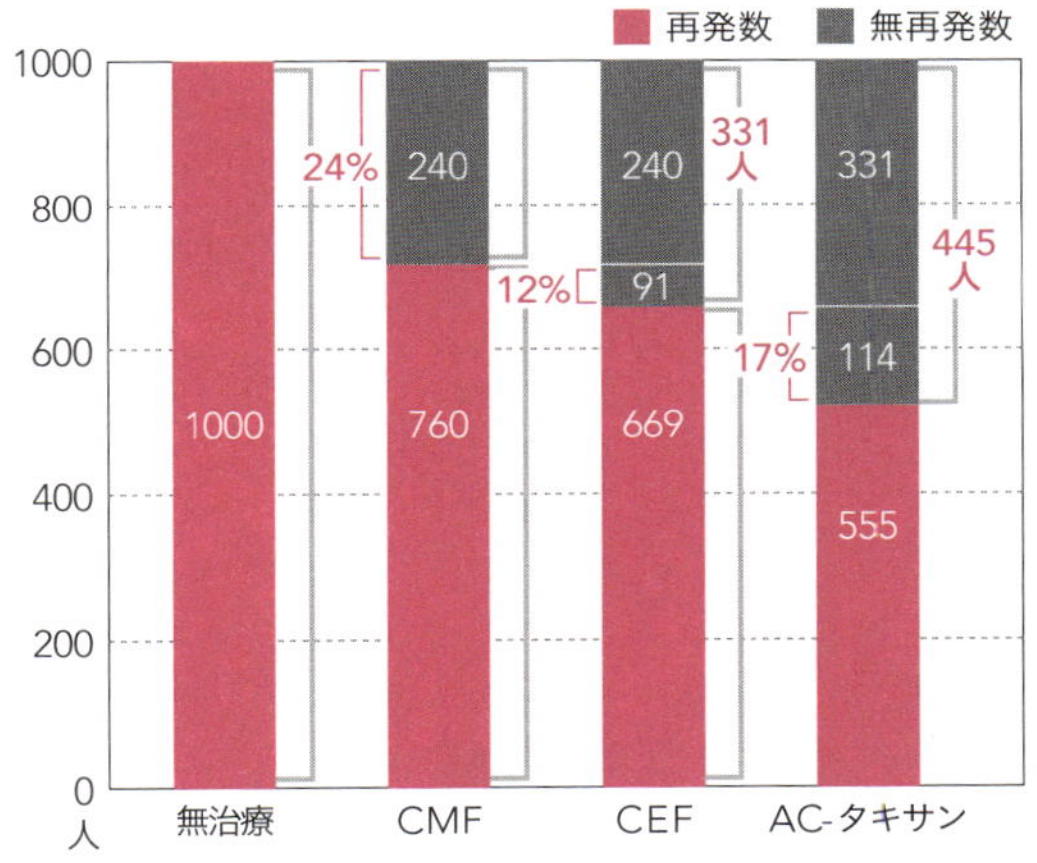

日本乳癌学会「患者さんのための乳癌診療ガイドライン」より

※臨床研究により、術後治療では1種類ではなく、何種類かの抗がん剤を同時に使用することで，効果が最大になることが明らかになっています。

術後薬物療法によって再発率・死亡率が低下

- CMF治療：シクロホスファミド、メトトレキサート、フルオロウラシルを使用した治療(現在はほとんど使われていません)
- CEF治療：アンスラサイクリン系薬剤を含む治療
- AC-タキサン：アンスラサイクリン系薬剤にタキサン系薬剤〔パクリタキセル(商品名 タキソール)またはドセタキセル(商標品名 タキソテール)〕を追加

抗がん剤の目的

乳がんはしこりとして見えるまでに10年くらいはかかると考えられています。そして、しこりになる前から、あるいはしこりが大きくなるにつれて、最新の画像検査でも見えないような微小のがん細胞が全身に転移していきます。**術後薬物療法は、このがん細胞を根絶やしにして再発を防ぐことが目的です。**

術後薬物療法は、病理検査で浸潤性乳がんの大きさが2cmを超えている、組織異型度や核異型度(悪性度)が高い、リンパ節に転移がある、ホルモン受容体（エストロゲン受容体、プロゲステロン受容体）がない、血管やリンパ節転移がある、がんの顔つき（核異型度、組織異型度）が悪い、ホルモン感受性がない、リンパ管や血管の中にがん細胞（脈管侵襲《みゃっかんしんしゅう》）がある、ＨＥＲ２陽性である――という場合に適用になります。

抗がん剤治療を受ける、受けないの判断

副作用がある抗がん剤治療を受けるか、受けないかは、患者さんたちが悩むところです。副作用の怖さから拒絶反応を示す人もいます。しかし、現在は副作用に対する対症療法もずいぶん進歩しています。

抗がん剤治療を行うことで再発のリスクがなくなるわけではありませんが（乳房以外の臓器に転移・再発した場合の平均的な生命の予後は5年程度）、**大切な点は、長い人生において、今、がんばって抗がん剤治療を行っておくかどうかの判断だと思います。**

「術前薬物療法」の対象になる乳がん

術前薬物療法は、１９８０年代に「局所進行乳がん」の患者さんを対象に行われました。

抗がん剤治療は入院から通院へと移行

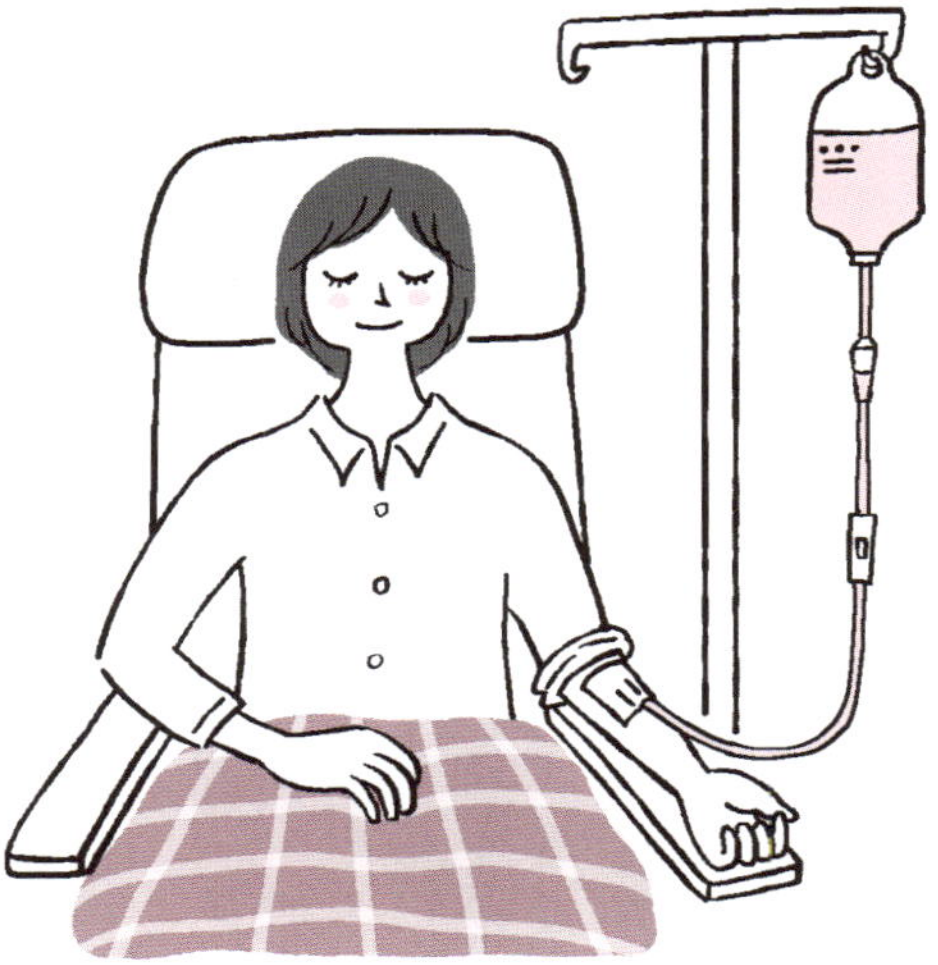

以前は抗がん剤治療は入院して行うことが一般的でしたが、最近は、病院に通いながら行う通院治療が多くなっています。使用される薬には飲み薬や点滴投与があります。

局所進行乳がんは、がんが皮膚表面に露出したり、胸の筋肉や肋骨など胸壁まで達していたり、脇や鎖骨の下のリンパ節へたくさん転移したりするⅢ期の乳がんです。理由は、すぐに手術をしても十分に局所治療ができない病状だからというものです。

しかし、**現在では比較的早期の乳がんの患者さんを対象に、手術の前に化学療法を行う術前薬物療法が広まり、標準治療になりました。**

術前薬物療法は手術の前に抗がん剤を使ってしこりを小さくし、乳房を温存するために行われています。

抗がん剤の量は身長と体重で決まります

抗がん剤の量は患者さんの体格に合わせて、身長と体重から計算します。通常「体表面積当たり何㎡」と表します。たとえば、身長160㎝、体重50kgの人では、1.6㎡となります。抗がん剤治療は、薬剤ごとに規定された投与間隔と投与量を守って、行っていくことが重要です。

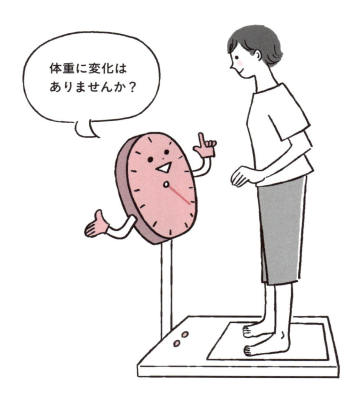

抗がん剤は患者さんの身長と体重で投与量が決まります。体重減少に気づかないと過剰投与の恐れにもつながりますので、体重に変化があった場合は、正しく担当医に伝えましょう。

術前でも術後でも、再発を予防できる効果は同じ

がん細胞はしこりになると、どんどん増殖していきます。ですから、しこりが小さいうちに抗がん剤でたたいてしまえば、体の中に隠れているがん細胞も少なく、根絶やしにできると考えられていました。

しかし、**術前薬物療法の方が術後薬物療法よりも統計学的に再発や死亡をより抑えることができるという臨床結果はでていません。**

一方、術前薬物療法でがん細胞が消失することで再発や死亡のリスクが低下する場合もあります。

したがって、化学療法の選択には検討を重ね、担当医から説明を受けていただくことが重要です。

抗がん剤の種類と副作用

✦副作用について、あらかじめ十分な説明を受けて理解しておくことが大切

抗がん剤のおもな副作用

近年の化学療法は、術前薬物療法でも術後薬物療法でも1剤のみを使う場合のほかに2～3種類の抗がん剤を合わせて使用する「多剤併用療法」が基本になっています。**作用の異なる抗がん剤を組み合わせて用いることで、がんをたたく効果を高めることが期待できます。**

しかし、抗がん剤治療を受けると、多くの場合、なんらかの副作用があらわれます。副作用は体質や使用する薬によっても異なりますが、**軽い副作用であっても日常生活に支障がでることもあります。**

どのような副作用あるのか、いくつか説明します。

代表的な抗がん剤の種類

アンスラサイクリン系薬剤

抗がん性抗生物質のひとつで、DNA合成阻害剤です。乳がん治療に最もよく使用されています。アドリアマイシン（略号Aを汎用）を含む併用療法にはACやCAF、エピルビシン（略号Eを汎用）を含む治療にはECやFECなどを3週ごとに投与します。

タキサン系薬剤

植物アルカロイドに属し、パクリタキセル（略号Pを汎用）またはドセタキセル（略号Dを汎用）があります。タキサン系薬剤は、細胞をかたち作る際に重要な微小管に結合して、抗腫瘍効果を発揮します。パクリタキセルは毎週投与または3週毎投与を、ドセタキセルは3週毎投与が標準治療です。

サイクロフォスファミド

アルキル化剤のひとつで、DNAを構成する核酸の塩基とよばれる部分にアルキル基を結合することで、細胞死に誘導します。AやE、またはタキサン系薬剤と併用して使います（略号Cを汎用）。

5-フルオロウラシル

代謝拮抗剤の中のピリミジン拮抗剤のひとつで、がん細胞の中で核酸合成を阻害します。AE、またはCと併用して使います（略号Fを汎用）。

抗がん剤のおもな8つの副作用

副作用 1 血液毒性

- 体の抵抗力の指標である白血球（特に好中球）や酸素と二酸化炭素の運搬役である赤血球などが減少します。
- 抗がん剤の投与後7日から12日目あたりに好中球が減少します。
- 極度に好中球が減少した場合や、感染がなくても38度を超える高熱がでた場合には、顆粒球コロニー刺激因子を投与したり、抗生物質を内服したりして、感染に対する予防処置を施します。

副作用 2 吐き気・嘔吐

- 抗がん剤の投与量にもよりますが、制吐剤やステロイド剤、抗精神病薬（オラ

副作用 5 全身倦怠

- ドセタキセルなど、多くの抗がん剤で見られます。
- ただし、抗がん剤の治療を受ける心の反応からも起こり得ます。

副作用 6 アレルギー過敏性反応

- キソールやタキソテールの使用で、数%の患者さんに重篤なアレルギー反応がでる場合があります。
- あらかじめアレルギー反応を抑える薬を投与して細心の注意を払います。

ンザピン）によって、ほぼコントロールできます。

副作用
3 神経毒性

- パクリタキセルなどで出現しますが、現在、十分なコントロール方法はありません。副作用対策として精神科領域の薬や漢方が試みられています。
- 治療終了後、半年くらいで副作用はほぼなくなります。

副作用
4 口内炎

- 化学療法中に約半数の人が経験します。うがい薬や軟膏で治療します。

副作用
7 血管に対するダメージ

- 点滴が血管の外に漏れてしまって、点滴しているところが腫れてしまう場合には、炎症を抑える軟膏を塗ります。
- 処置が遅れて、その部分にひどい潰瘍ができた場合は皮膚移植が必要になることもあります。

副作用
8 脱毛

- アンスラサイクリン系薬剤、タキサン系薬剤において脱毛は必発です。最初の点滴開始の15～16日目頃から抜け始め、ほとんどの毛髪が抜けます。
- 点滴終了の頃には発毛が始まります。

がん細胞のみを攻撃する分子標的療法

- がん細胞をピンポイントで攻撃して消滅
- さまざまな薬が開発されている
- コンパニオン診断で治療の可否を決定

分子標的療法剤とコンパニオン診断

がん細胞は正常な細胞と異なり、無秩序に増殖していきます。その増殖の指令を伝達する分子の経路をピンポイントで攻撃して断ち切り、がん細胞を根絶させる薬剤が**分子標的療法**です。

従来の抗がん剤はがん細胞と正常細胞が同時に攻撃の的となりましたが、**分子標的療法剤はがん細胞のみを狙い撃ちします。白血病、リンパ腫、肺がん、乳がんなど、多くのがんですでに標準治療**になっています。ただし、コンパニオン診断とよばれる標的となるがん細胞に存在する分子の確認が重要です。

具体的には、HER2、PD-L1、BRCA、PIC3CA、AKT1、PTEN

などの遺伝子やタンパク質の性状を確認する目的で行われます。

また、遺伝子パネル検査と言って数百種類のがんに関連する遺伝子を網羅的に診断するコンパニオン診断もあります。

ＨＥＲ２《ハーツー》陽性乳がんにおける抗ＨＥＲ２療法

乳がんでは、**ＨＥＲ２タンパクとよばれるがん細胞の表面にあるタンパクの分子構造を狙い撃ちにする分子標的療法薬**があります。ＨＥＲ２タンパクは、がんの増殖に必要な物資を細胞の外から内に取り込むもので、分子標的薬はその働きを止める役割をはたします。ＨＥＲ２陽性乳がんとは、細胞を染めるＨＥＲ２タンパクが豊富にあれば「ＨＥＲ２染色陽性」、染色体上のＨＥＲ２遺伝子が増幅していれば「ＨＥＲ２フィッシュ陽性」と判断します。乳がんの患者さんの２割程度の人が、ＨＥＲ２陽性です。ハーセプチン、ペルツズマブと抗がん剤を組み合わせた抗ＨＥＲ２療法が、術前や術後の薬物療法として行われています。

また、術前薬物療法を受けたＨＥＲ２陽性乳がんの患者さんで手術によって乳房内に乳がんの遺残が病理診断された場合は、術後にトラスツズマブエムタンシンによる抗ＨＥＲ２療法の追加が標準的です。投与法は、３週毎に１回点滴投与で１年間行われます

BRCA遺伝子に変異が高率で見つかる患者さんの特徴

- 45際以下で乳がんと診断された人
- 60歳以下でトリプルネガティブ乳がんと診断された人
- 両方や片方の乳房に複数個の乳がんが診断された人
- 男性の乳がんと診断された人
- 近親者に乳がん、卵巣がん、膵臓がんの親族がいる人

が、最近ではハーセプチンとペルツズマブの合剤である皮下注射剤も外来で使用されています。

なお、抗HER2療法剤の副作用としては、心筋障害や初回投与時の発熱（アレルギー反応）などに注意が必要です。

HBOC乳がんにおけるPARP阻害剤

遺伝性乳がん卵巣がん症候群（HBOC）の中で、代表的なBRCA1、またはBRCA2に遺伝子変異がある乳がんでは、術後の再発予防としてPARP阻害剤オラパリブ（商標名リンパーザ）、タラゾパリブ（商標名ターゼナ）が保険で適応拡大されました。

BRCAには壊れかけた遺伝子を修復する機能がありますが、**HBOCではBRCAが正常に働かないため、別の遺伝子修復を行うPARPという酵素が増え**ています。そのPARPを阻害して、がん細胞を死滅

させるのがＰＡＲＰ阻害薬です。

ＨＢＯＣは、右表にあるような背景の乳がんで、ＢＲＣＡに遺伝子変異が高率で見つかります。

以前は進行再発乳がんでＢＲＣＡに遺伝子変異のある方がオラパリブの対象でしたが、現在は術後に再発リスクを下げることから積極的に遺伝子検査が進められています。

なお、ＰＡＲＰ阻害剤の副作用としては、貧血、白血球減少、吐き気などあります。

細胞周期を抑えるＣＤＫ４／６阻害剤

細胞はさまざまな段階を経てその増殖が調整されています。**ＣＤＫ４／６阻害剤**パルボシクリブ（商標名イブランス）、アベマシクリブ（商標名ベージニオ）は、乳がんの増殖に関係する酵素であるＣＤＫ４とＣＤＫ６の働きを抑制してがん細胞の増殖を抑制する薬剤でホルモン受容体陽性／ＨＥＲ２陰性の進行・再発乳がんが対象です。

最近では、**再発リスクの高い乳がんでは、術後の補助療法としてアベマシクリブをホルモン療法に加えて行う治療が標準的です。**

なお、ＣＤＫ４／６阻害剤の副作用として、白血球減少や重い下痢などありますので、投与量の調整や副作用対策が重要です。

がん細胞による免疫抑制を解除する、免疫チェックポイント阻害剤

これまでのがん治療には、残念ながら有効な免疫療法はほとんどありませんでしたが、ここ10年で劇的な進歩を遂げているのが免疫チェックポイント阻害剤です。すでに、肺がん、悪性黒色種、リンパ腫、腎がんなどで適応となり奏功しています。乳がんでも**トリプルネガティブの進行再発乳がんを対象にアテゾリズマブが保険適応となり、免疫細胞に発現するPD-L1を抑えることでがん細胞への免疫能を回復させ、抗がん剤と併用する治療法が行われるようになりました。さらに、ペンブロリズマブは進行再発乳がんに加えて、トリプルネガティブ乳がんの術前薬物療法として保険適応となり、抗がん剤と併用することで6割の患者さんでがん細胞が消滅したと報告されています。**

ただし、免疫チェックポイント阻害剤は、患者さんの正常な免疫に影響することから、インシュリン投与が必要となるI型糖尿病、甲状腺ホルモンの補充が必要となる甲状腺機能障害、副腎皮質ホルモンの補充が必要となる副腎機能不全、肝炎、心筋炎など、従来の抗がん剤や分子標的療法剤とは異なる副作用が発症する場合があり、まれには死に至るケースも報告されています。投与をすすめられた際は、がんの薬物療法に精通した担当医と内科医が連携している施設で治療を受けられることを強くおすすめします。

PART
5

再発・転移したときの考え方と治療

再発と転移は、再発した場所で
局所再発か遠隔転移かに分かれます。
遠隔転移は、がん細胞が乳腺組織からこぼれ落ち、
リンパや血液に乗って離れた臓器に
転移巣を形づくったものです。

術後の経過観察と再発・転移の診断

✦術後の経過観察は10年必要なので、ゆったりとした気持ちで病気と向き合う
✦術後の過剰な検査は、医学的に意味がない
✦再発におびえるより、自分らしく生きるほうが楽しい

手術が終わったあとの不安をめぐって

乳がんの手術や薬の治療を終えて数ヶ月も過ぎれば、がんに対する不安な気持ちから解放されていきます。その一方で、今度は「いつまた再発するのか」という新たな不安が生まれます。だれもが、そういう気持ちを抱いてしまうのです。

残念ながら、乳がんの8割は浸潤性乳がんであり、目には見えない微小な転移巣が体のどこかに残っている可能性は否定できません。

乳がん再発の約80%は、手術や術前薬物療法などの初期治療から3年以内に現れます。驚くべきことに、5年以上経過してから、まれに10年以上も経過してから再発が見つかることもあります。

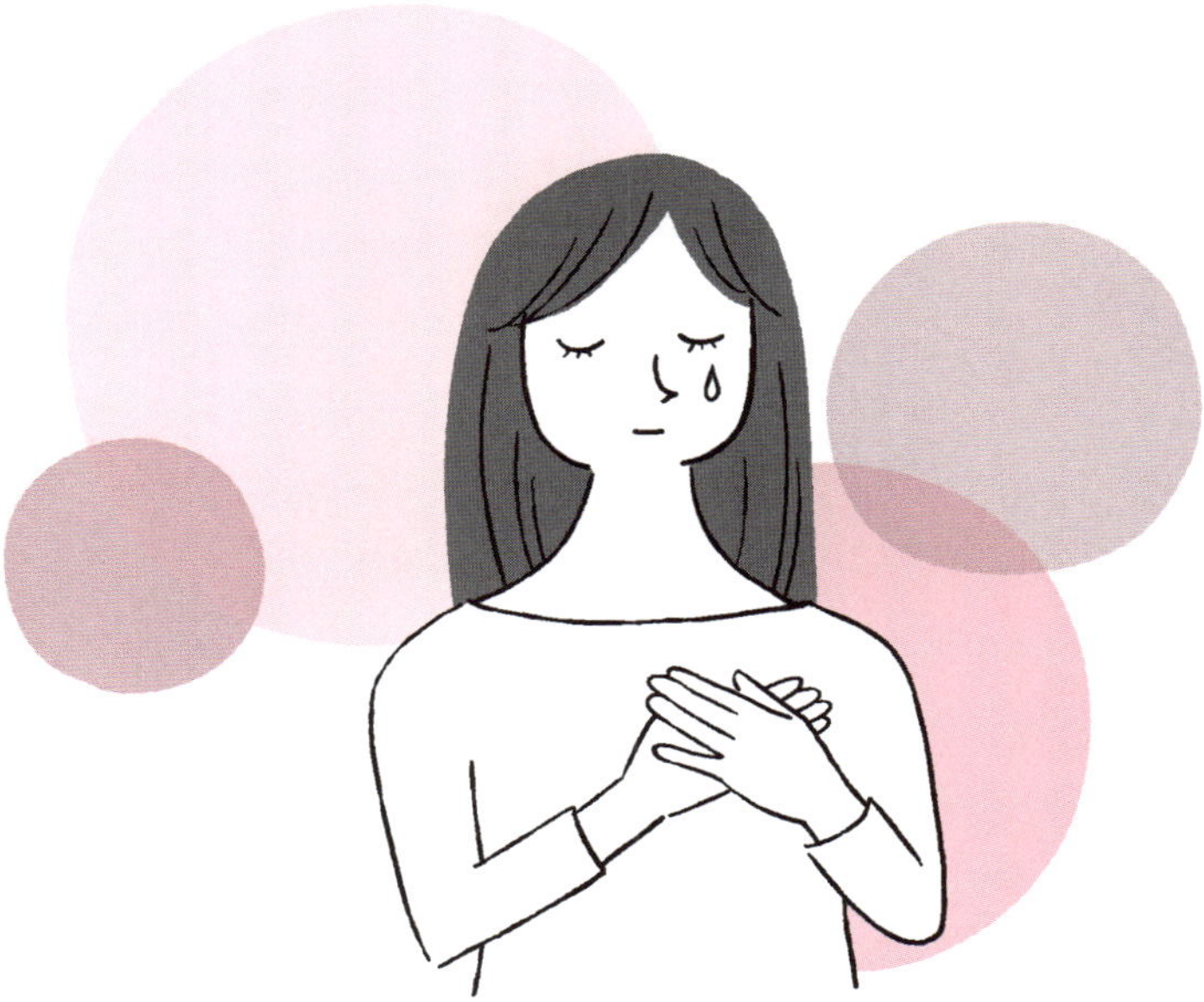

さらに、健康であった乳房に新たに乳がんが発見されることもあります。

とはいえ、乳がんだけが命に関わる病気ではありませんし、長い人生の中ではいろいろな病気や事故など、さまざまな原因が生命に影響します。

乳がんの術後の経過観察は10年が一般的ですので、ゆったりとした気持ちで病気と向き合っていくことも必要です。

術後の早めの検査は再発・転移の予防にならない

3年前に乳房温存療法を受け、現在は術後の経過観察を受けている患者さんから「少しでも早く再発や転移を食い止めるために、いろいろな検査を早めに受けたい」と相談されたことがあります。早めの検査で再発の危機に備えておけば、普段の生活も安心できそうだから、というのが理由です。

しかし、残念ながら早めの検査が再発や転移の予防になることはありません。現時点では、過剰な検査は医学的に意味がないと考えられています。

少し嫌な例え話ですが、近い将来、乳がんが肺に転移する運命だったとします。術後こまめに肺の写真を撮影したり、半年ごとにCTの検査をしていれば、やがて肺に数㎜の転移が見つかることになります。

しかし、ここで見つかった肺の転移は、じつは画像では見えなくても、すでに最初の手術の時点であったものかもしれないわけです。さらに、薬物療法に抵抗して増殖したがんですから、いずれ全身に進行していかざるを得ません。残念ながら、これは止めようもないことなのです。

初期治療から死亡までの期間はほぼ同じと考えられていたけれど……

たしかに、こまめな検査で最初の乳がん治療から肺の転移が発見されるまでの期間は短くなり、再発の診断から死亡までの期間は長くなることになります。一方、咳で息苦しくなってからの検査では、最初の治療から肺の転移発見までの期間は遅くなりますが、再発の診断から死亡までの期間は短くなります。

つまり、乳がんの初期治療から死亡までの期間は、じつはほぼ同じ。期間の長さに違いはないのです。

ですから、**なにか症状があってから検査をして異常があるかないかを確認する方法は、医学的に正しい経過観察と考えられています。このような対処の仕方でも遅れることはありませんし、決して間に合わないことはないのです。**

こまめな検査で安心を買ったつもりでいても、常に再発におびえることに変わりはありません。いっそ再発のことなど気にせずに、治ったつもりでいたほうが毎日はもっと楽しくなるのではないでしょうか。

今日を自分らしく生きる方が、はるかに充実した人生になるはずです。

乳がん術後の経過観察の指針について

- 3年間は、3～6ヶ月ごとに問診と触診で経過観察
- 体調の変化があった場合は、医師に相談
- 腫瘍マーカーはあくまでも補助的なものと考える

過剰な検査は、負担を重ねるだけで医学的な意味はない

米国臨床腫瘍学会が策定した「手術後の経過観察に関するガイドライン」では、各種画像診断や腫瘍マーカー測定について、「転移の早期発見に有効であるとする十分な科学的根拠がない」とされています。このガイドラインを参考に、再発リスクが高い乳がんでは術後2ないし3年間は、3～6ヶ月ごとに診察と必要に応じて画像検査を行います。一方、再発リスクの低い乳がんでは術後6ヶ月から1年ごとに診察を行います。

ただし、対側（患部のない方の乳房）乳がんの早期発見と、乳房温存療法の場合の乳房内再発については、年1回のマンモグラフィを行うことが大切です。タモキシフェンを内服されている患者さんは、念のため毎年婦人科検診を受けてください。また、CT、

骨シンチグラフィ、PET、などの画像診断や腫瘍マーカーの測定を定期的に行っても、再発後の生存率の改善につながる根拠はありません。

乳がんの腫瘍マーカーは補助的な目安でしかない

腫瘍マーカーとは、血清（血液から血球成分を除いたもの）や体液等に含まれるがんにだけに反応する物質（糖タンパクなど）で、がんの診断に役立ちます。

しかし、早期の乳がん患者さんの腫瘍マーカーはほとんど正常な値です。**腫瘍マーカーの値が少しくらい高いからといって、がんが再発したとはいえません。**初めて乳がん再発と診断された時点でさえ、腫瘍マーカーの値は正常なことが多いのです。**もし腫瘍マーカーが高めになった場合は、3ヶ月後に再度検査して値の変動を観察します。明らかに異常に高い場合は薬物療法で下がるかどうかを見ることで、全身の治療効果を判定する目安にします。**

いずれにしても、乳がんの場合は、腫瘍マーカーはあくまでも補助的なものと考えたほうがよいでしょう。

米国臨床腫瘍学会による手術後の検査と推奨頻度

検査項目	推奨頻度	
問診　視触診	手術後1〜3年目 手術後4〜5年目 手術後6年目以降	3〜6ヶ月ごと 6〜12ヶ月ごと 毎年
マンモグラフィ（対側・同側）	毎年	
腫瘍マーカーを含む血液検査や各種画像検査	必要に応じて適宜	

エビデンスに基づくサーベイランスのガイドライン（ASCO）より

がんの謎、なぜ不意にがんは暴れだすのか？

乳がんで苦しんでいる患者さんやご家族からおしかりを受けるかも知れませんが、早期であれ晩期であれ、浸潤性乳がんは転移した時点から完治することは、ほとんどありません。

乳がんは、がんの潜伏期間がとりわけ長い病気です。術後5年〜10年もの長い間ずっと患者さんの体の中に同居して静かにしていたのに、なぜ不意に暴れだすのでしょうか。

その不思議さ、タイミング……。がんの気持ちは謎に包まれています。

こうしたがんの気ままともいえる性質

と、患者さんの免疫能との関与を示唆する現象や報告はいろいろとあります。私見としては、**患者さんの免疫能とがん細胞とのバランスが崩れたとき、長年じっとしていたがん細胞がまたぞろ活動し始めるのではないかと想像しています。**

なにより私が思うのは、がんの弱点を探すことも重要ですが、共存していくこともひとつの選択肢ではないのか、という考え方です。

究極のがん治療とは

究極のがん治療は、予防ワクチンによって未然にがんを防ぐことです。それは「悪くなって暴走してからではもう遅い！」ということですが、高齢化する現代社会では、老化に伴い、正常な細胞を維持するための遺伝子修復の劣化も予想されますので、がんになりにくいライフスタイルなど、個人の努力も必要です。

「再発」と「転移」とは？

◆再発・転移には、局所再発と遠隔転移がある
◆温存療法で残した乳房で再発したら、再手術
◆遠隔転移の場合は、薬物療法が大前提

再発・転移の症状と治療方法

乳がんの再発・転移は、体の部位によって局所再発と遠隔転移に分けられます。

局所再発は手術した側の乳房、胸壁、皮膚、腋窩、鎖骨の近くのリンパ節などで、**遠隔転移**は骨、肺、肝臓、脳、卵巣など乳房から離れた臓器への再発です。

局所再発の治療

局所再発のうち、取り残したがん細胞が増殖したり、手術前には診断できなかった乳がん細胞が増殖したものなど、**温存した乳房の中に再発した場合には、再度手術を行います。**

乳がんの再発と転移

乳がんの再発・転移には、手術をした乳房や腋窩リンパ節側に再びがん細胞が見つかる「局所再発」と、骨、肺、肝臓、脳など、患部から遠く離れた臓器でがん細胞が見つかる「遠隔転移」の2つの形式があります。それぞれ治療の考え方が異なります。

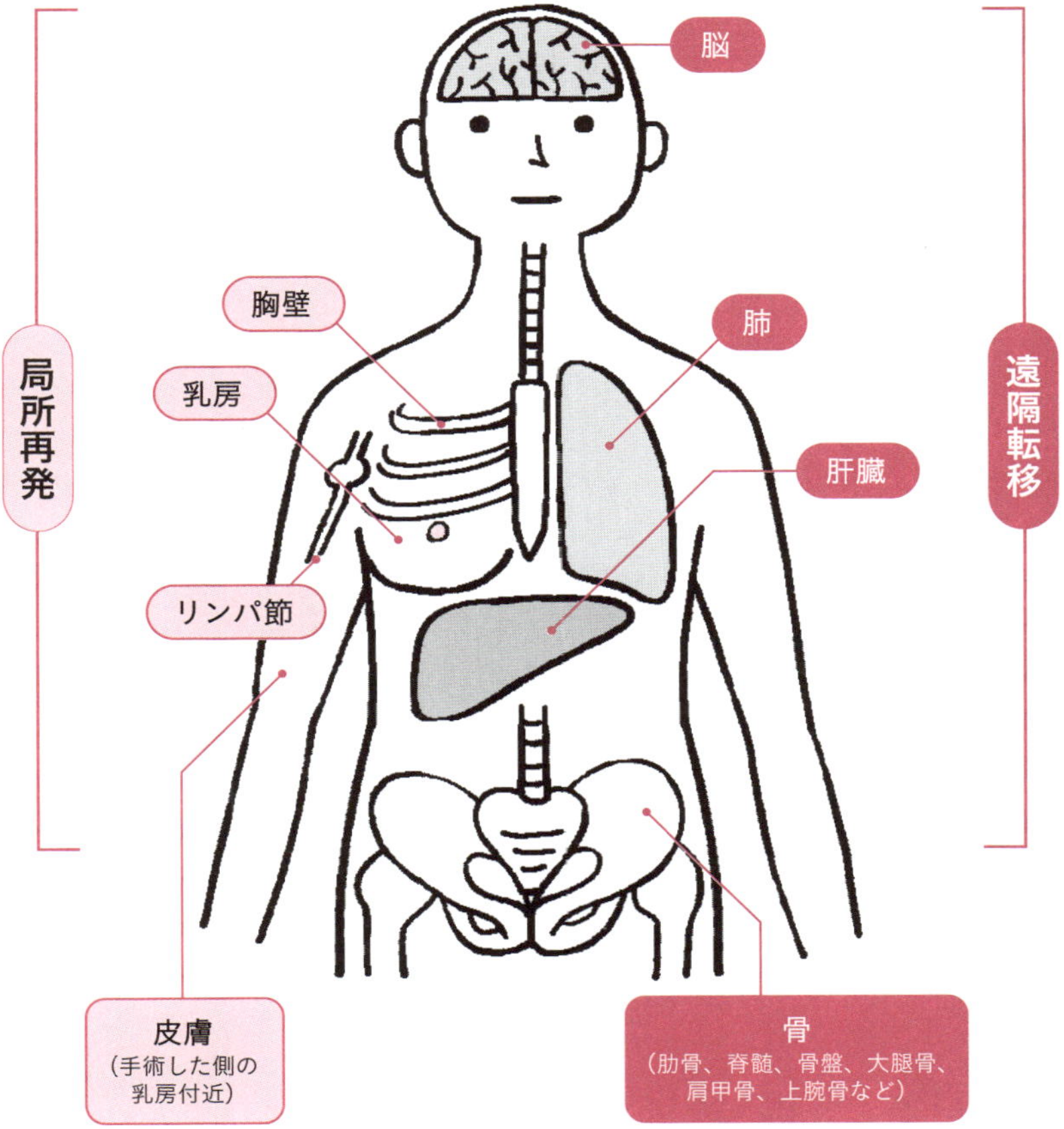

乳がんの転移しやすいおもな臓器と症状

転移箇所	症　　状
骨転移	脊椎、腰椎、骨盤など。骨の痛み、骨折、身体の麻痺。
肺転移	咳がしつこく続く。痰、血痰が見られる。進行すると、肺に胸水が溜まって呼吸困難になることも。
肝転移	「沈黙の臓器」と言われる肝臓は、自覚症状がないため、早期発見が非常に難しい。進行するにつれて、黄疸、食欲不振、倦怠感が強くなる。
脳転移	頭痛、吐き気、ものが二重に見える、ふらつくなどの障害が現れる場合がある。

※乳がんの遠隔転移では、骨→肺→肝臓→脳の順に発生頻度が高くなる。

胸壁や皮膚、リンパ節に再発した場合は、全身に広がったがん細胞がその部位に転移して増殖したものと考えられ、薬物療法を行うのが一般的です。

ただし、腋窩リンパ節の再発は遠隔転移がなければ、再度、手術することもあります。

遠隔転移の治療

遠隔転移の場合はすでに「全身病」ですから、薬物療法が大前提になります。

まれに手術から再発までの期間が長い場合や、1ヶ所の再発だけでほかの臓器に再発が見られない場合は、肺や肝臓の転移巣を手術する試みもあります。

症状として、腰、背中、肩の痛みなどが持続する場合は骨転移が疑われます。肺転移では、咳がでたり、息が苦しくなることがあります。

肝臓転移の場合は症状がでにくいことが多いのですが、転移が大きくなると腹部の張りや、右の脇腹の辺りが重くなったり、食欲がなくなったり、黄疸がでたりすることもあります。脳転移の場合は、頭痛や歩行障害、バランス感覚の異常などさまざまです。

私は、日本、中国、韓国の研究者とともに、乳がんの術後に1個から5個の転移再発をする「オリゴ転移乳がん」について後ろ向き研究を行いました(試験名OLIGO－BC1)。その結果、1個転移の場合や手術から再発までの期間が長い場合など、転移巣に対する手術や放射線治療による局所療法が薬物療法と組み合わせることで有効であったと報告しました。

ただし、セレクトされた症例での治療成績は信頼性に乏しいことから、このようなオリゴ転移乳がんに対する局所療法の意義について前向きの臨床試験が進行中です。

転移・再発乳がんの薬物療法

◆転移・再発乳がんの薬物治療は、病気の進行を遅らせることが最大の目的
◆薬物療法は、副作用の少ないものから始める

目的は病気の進行を遅らせること

0期からⅢ期までの乳がんは、2つ以上の治療方法を組み合わせて行う「集学的療法」による完治を目指します。しかし、転移・再発した乳がんでは、薬物療法によって病気の進行を遅らせることが治療の最大の目的になります。転移・再発乳がんのおもな薬物療法はホルモン療法、化学療法、分子標的治療です。

どれもつらい副作用を伴う治療になりますが、それでも薬物療法を行うのには2つの理由があります。

1つめは、なにより乳がんには薬物がよく効くということです。

ほかのがんとは比べものにならないほど、高い効果が期待できます。完治できないに

せよ、進行を抑えるのはもちろん、画像上ではがんが消失してしまうことさえあります。そうなれば、たとえ再発したとしても長期間、普通の生活が可能です。

2つめは、自分らしく過ごせる時間を、少しでも長く大切にしてほしいためです。髪が抜けるなどのつらい副作用があっても、がんばって治療を続けることで、乳がんの進行を少しでも遅らせることができ、日常生活の質をより長く保つことができます。

しかし、がんが進行した末期の状態では、無理をしてまで薬物療法を行う必要がなくなります。望む治療効果が得られないからです。

再発後の治療には、一次治療、二次治療、三次治療がありますが、薬物療法では治療があとになればなるほど、効果は期待できなくなります。必死に増えようとするがん細胞と薬物治療の追いかけっこは、いずれ薬のほうがお手上げになってしまうのです。こうなると、がん治療とは名ばかりで、治療効果もなく、副作用ばかりが目立つようになってしまいます。

そこで、患者さんの残りの時間を穏やかに過ごすために行われるのが、がんに伴う症状を緩和するための対症療法です。

転移・再発乳がんの薬物療法の組み立て方

転移・再発した乳がんでは、部位とがんの性質によって治療方法を考えます。また、もし**薬物療法が効いた場合は、その薬を長く続けることになるので、なるべく副作用が少ない治療から始めたほうがよいということになります。**

たとえば、ホルモン感受性がある乳がんで、局所再発や遠隔転移でも進行が遅いと考えられ場合には、ホルモン療法＋抗CDK４／６阻害剤が一次治療です。効かなくなったらさらに別のホルモン療法を二次治療、三次治療として行います。

ホルモン感受性がない乳がんなら、抗がん剤が一次治療です。もしHER２陽性乳がんならば、トラスツマブ、ペルツズマブ、トラスツズマブエムタンシンなどによる抗HER２療法を行います。最近では、HER２陽性乳がんと、HER２低発現乳がんに効果が証明されたトラスツズマブデルクステカンによる抗HER２療法も検討します。

さらに、HER２陰性乳がんなら、抗がん剤に加えて、免疫チェックポイント阻害剤やPARP阻害剤が適応になるか、コンパニオン診断で判断します。

肝臓に多数の遠隔転移がある場合や、がん性リンパ管症（肺のリンパ管に乳がんが浸潤し肺胞での酸素と二酸化炭素の交換が困難になる）の場合も抗がん剤が一次治療です。

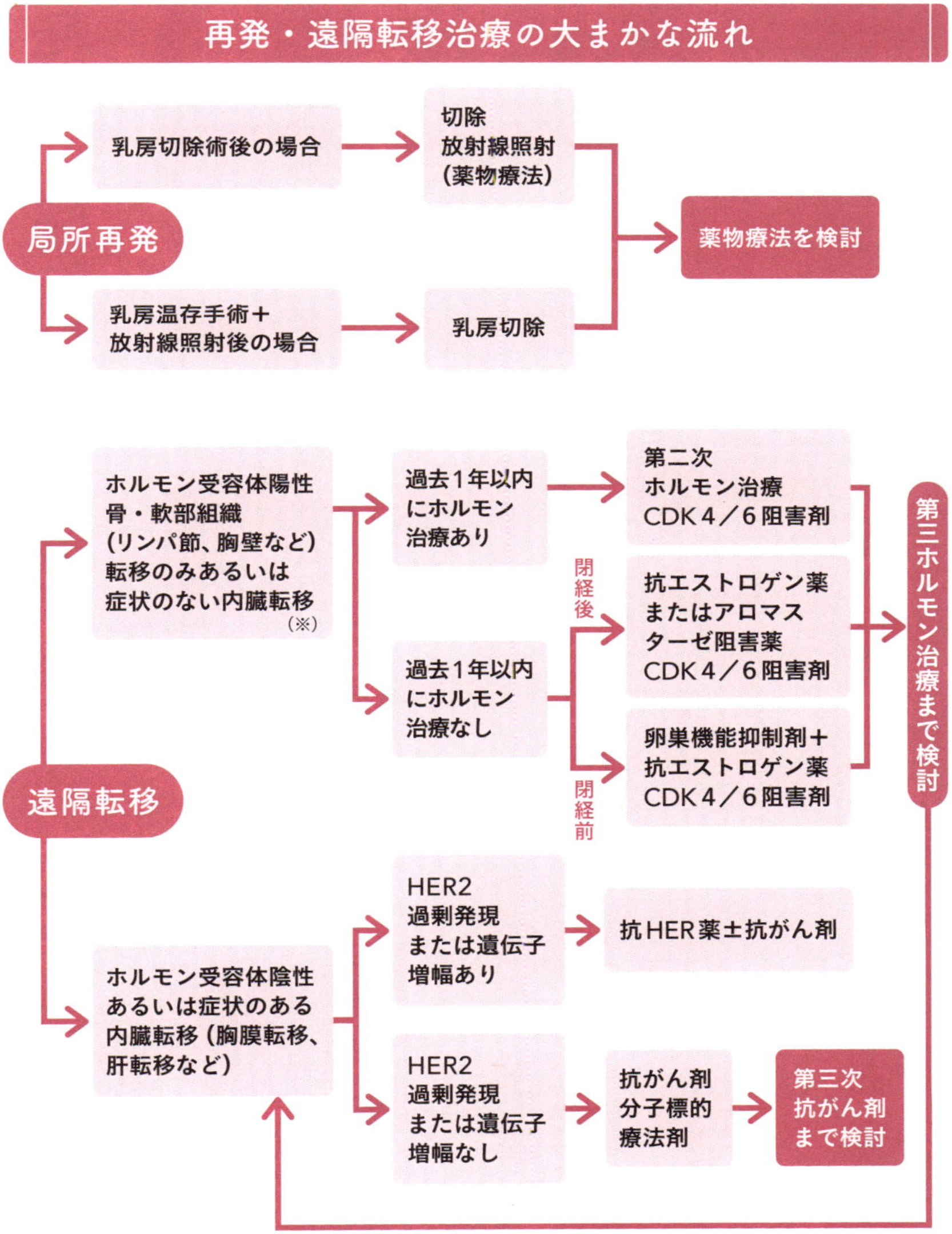

日本乳癌学会　患者さんのための乳癌診察ガイドライン

骨転移・脳転移の治療方法

- 乳がん遠隔転移でもっとも多いのは、骨転移
- 10人中8人が、放射線治療で痛みが軽くなる
- 脳転移では、脳への放射線療法を検討する

骨転移の薬物療法

乳がんの遠隔転移は、骨、肺、肝臓、脳など、乳房から離れた臓器に起こります。特に骨は、乳がんが転移する場所としてもっとも多く、痛みや骨折、麻痺などを起こすこともあります。

骨転移を起こした場合、薬物療法と併せて骨修飾薬であるデノスマブ（商標名「ランマーク」）やゾレドロネート（商標名「ゾメタ」）を投与します。

椎体《ついたい》や骨盤、大腿骨《だいたいこつ》など、荷重のかかる部位に骨転移があると、早期から疼痛がでてきます。その場合は、非麻薬性鎮痛剤やモルヒネなどの麻薬性鎮痛剤を積極的に投与して、痛みを改善します。また、範囲が限局した骨転移に対する痛みの緩和には、放射線

治療がとても有効です。

痛みが軽くなる放射線療法は骨折や麻痺の予防にも

放射線治療で痛みが軽くなる人は10人中8人前後といわれています。**骨転移の治療には、転移してもろくなった骨が折れたり、脊髄神経を圧迫することで下半身に麻痺がでたりすることを予防する目的もあります。**場合によっては、骨折が起きて下半身が麻痺する状態になる前に、背骨を手術によって強化する整形外科的な治療法もあります。

脳転移の薬物療法と放射線治療

脳転移については、脳全体に放射線をかける全脳照射とよばれる方法と、病巣のみにピンポイントで放射線を当てる定位照射とよばれる方法があり、適切に組み合わせた方法によって治療が行われます。ガンマナイフやリニアックナイフとは、この定位照射に使われる装置の名前です。

また、小さな脳転移であれば、脳外科手術を積極的に行う施設もあります。ただし、脳以外にも遠隔転移がある場合の脳外科手術は慎重に検討します。

COLUMN4

患者さんとご家族の心に寄り添う精神腫瘍科・サイコオンコロジー

精神腫瘍科をご存知ですか？　サイコオンコロジーともよばれ、近年注目を集めている新しい診療科のひとつです。

精神腫瘍科とは、がんと告知された患者さんやそのご家族の苦しみや悩みに寄り添った、がん専門の心のケアを行う診療科です。

がんという病気にかかると、体だけではなく心にも苦しみを抱えます。時には、心の苦しみがあまりにも大きくなって、がん治療そのものにも影響がでることもあります。精神腫瘍科は、そうした患者さん、またはご家族の心に寄り添い、支え、立て直す、心の診療科です。

がんに起因する辛さや苦しみ、痛みはさまざまで、１人として同じではありません。リンパ浮腫で手足が腫れて苦痛を訴える人や、抗がん剤の副作用による吐き気やだるさ、息切れなどに苦しめられる人、また、再発や転移で絶え間のない患部の痛みに襲われる人もいます。「うつ状態に悩まされている」と言うので診察をしてみると、落ち込みの原因は〈痛み〉によるものだったという人がいれば、反対に「激しい痛みで肩が上がらない」という患者さんが、本当の原因は気持ちの落ち込みによる「うつ病」だったというケースもしばしばです。

精神腫瘍科で適切な治療を受けた場合は、こうした問題が整理され、ほとんどの人は精神状態が改善されて、治療への前向きな気持ちを取り戻します。

PART 6

新たな乳がん診療の展望

日進月歩のがん医療の中で、
新たな乳がん診療への取り組みを紹介します。
患者さんそれぞれの乳がんに応じた
「精密医療」を目指しています。
もう乳がんなんて怖くない、
そう言える日を目指して——。

大きく変わる手術療法

◆乳がんの最新治療は個別化と低侵襲化へ
◆ラジオ波焼灼療法の登場
◆内視鏡手術やロボット手術に向けて

体への侵襲が小さく患者さんに優しい治療へ

ここでは、最近注目されている乳がんの診断と治療について紹介します。

乳がんの最新治療では、個々の患者さんとその病状（がんの個性）に応じて最善の治療法を行う「治療の個別化と低侵襲化」へと向かっています。

ＰＡＲＴ３でもふれましたが、ここ30年程の経過の中で、乳がんの手術は大きく移り変わりました。端的に言えば、「乳房全切除術」から「乳房温存療法」へ、「センチネルリンパ節生検の導入」により「腋窩リンパ節郭清」が省略されるというように、患者さん個々の状態に対応した機能温存の方向に向かっています。

一方、薬物療法もまた、「抗がん剤全盛時代」から「がんの個性に応じた薬物療法」の時代へと移行しました。**薬物療法による治療効果が同じならば、副作用の大きい抗がん剤をなるべく使わない、あるいはがんの個性に応じた薬物療法を選択する、**そんな時代に入ってきたと言ってもよいでしょう。

そうした点をふまえ、最新の診断と治療の特徴について、説明しましょう。

オンコプラスティックサージャリー

オンコプラスティックサージャリーとは、乳がんの根治と、術後の乳房の形状を考えた手術手技のことです。

一般的な乳房再建術は、乳房あるいは乳腺の全切除を行ったあとで、エキスパンダーとシリコンや、自家組織を用いて乳房を再建します。その一方で、乳房温存療法では再発の可能性を減らすために、乳管内を進展していく乳がんの確実な切除を行うことも重要です。そのため、切除後の乳房の変形が強くなったり、結果的に乳房の温存が難しくなることもあります。

また、仮に温存しても、変形した乳房では患者さんの満足度が低くなるといった問題もあります。

こうした不満を解決する方法として注目を集めているのが、このオンコプラスティッ

オンコプラスティックサージャリーの手術法

オンコプラスティックサージャリーとは、手術で変形する乳房の形を整えてきれいな乳房形成を同時に行うことです。

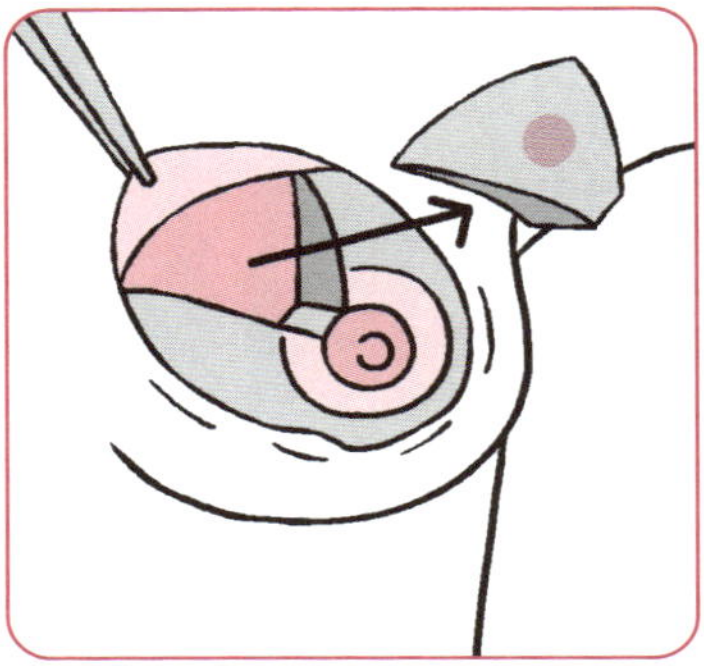

1 乳房の皮下組織を十分に剥離してから、上方内側の乳がんを含めて乳腺部分切除を行います。

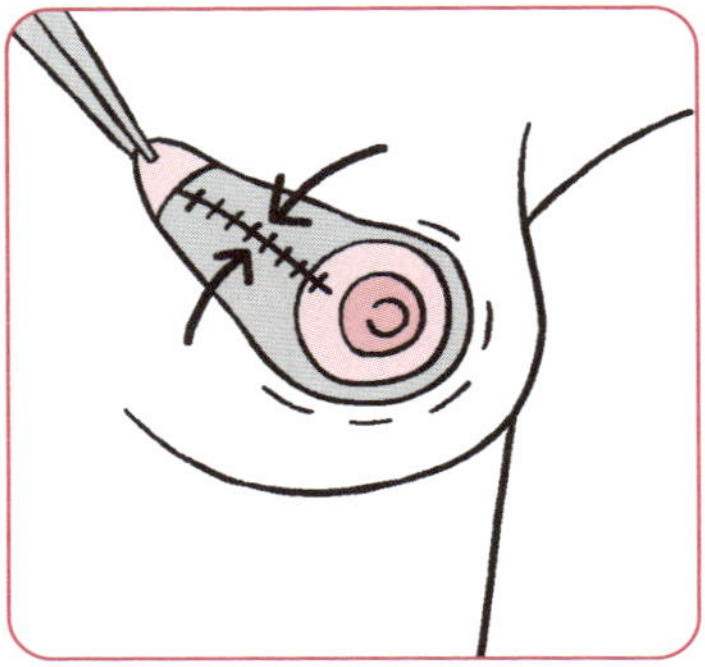

2 切除した乳腺の欠損部は周囲の乳腺を寄せて、乳房全体の形を整えます。

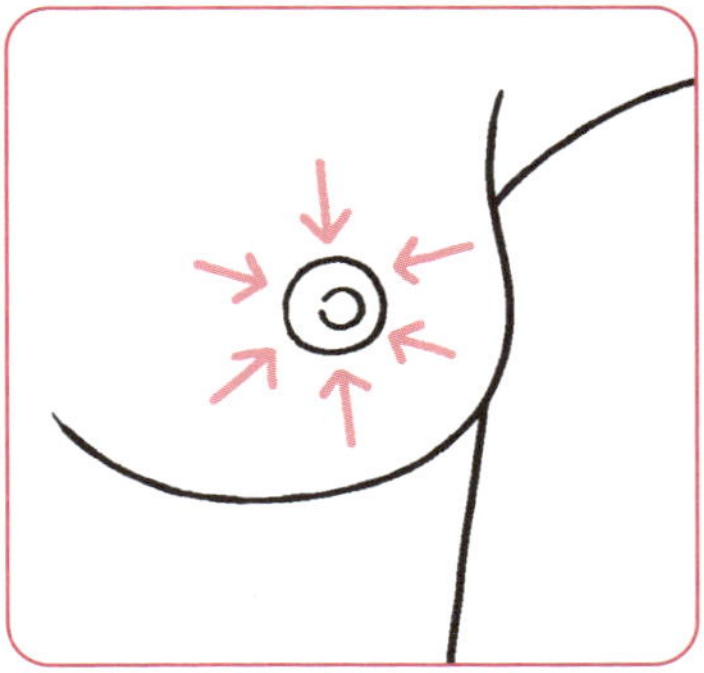

3 乳頭乳輪の位置を修正して整え、手術の前と同じ整容性を保つことを目指します。

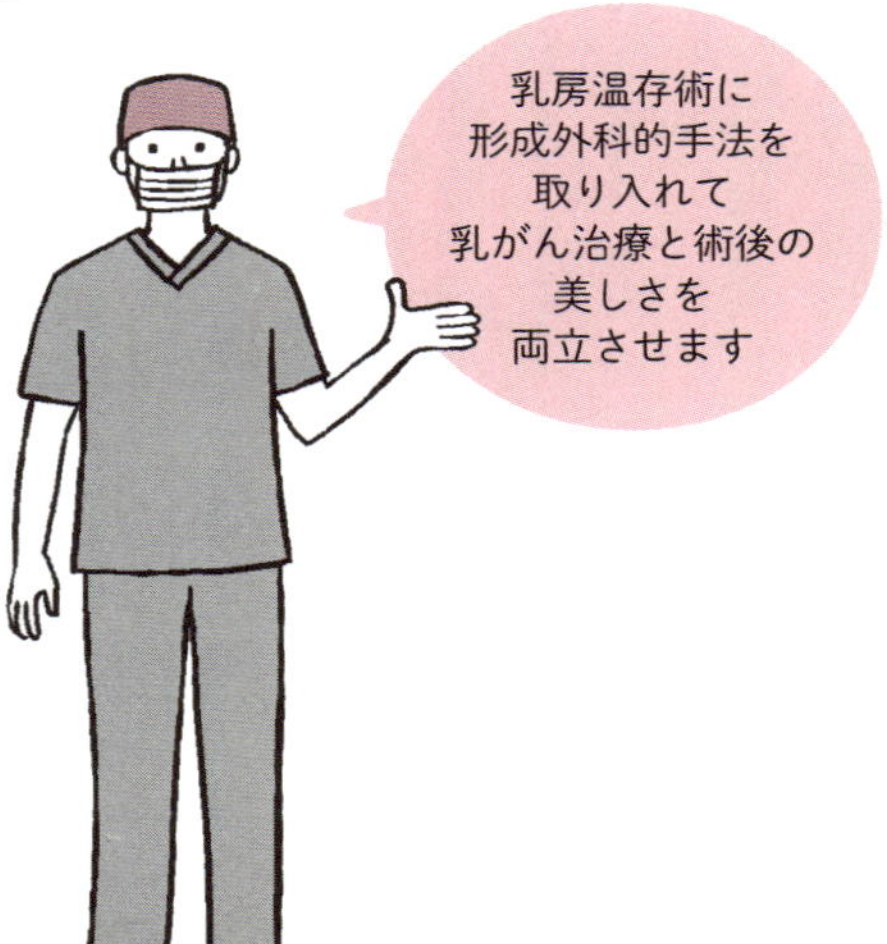
乳房温存術に
形成外科的手法を
取り入れて
乳がん治療と術後の
美しさを
両立させます

クサージャリー（Oncoplastic surgery）です。

これは、**がんの根本的な治療（根治性）はもちろん、乳房のアピアランス（外見、整容性）の両立を目指す乳房手術の考え方で、乳房温存手術に形成外科的手技を導入し行うものです。**

ただ、乳がんの手術を確実に行い、かつ温存した乳房の変形を回避すべく温存した乳腺組織を切除した部分に充填したり、乳頭乳輪をくり抜いて温存した乳房にふさわしい位置に移動して固定するなど、手術を行う医師に高い技量が求められる方法でもあります。

そのため、手技の伝達の問題など、まだまだクリアーすべき点はありますが、根治性を重視しながらも温存後の変形もなく、患者さんの生活の質も向上するとあって、今後ますます進化を遂げる分野だと思っています。

ラジオ波焼灼療法

ラジオ波焼灼療法とは、ラジオ波発生装置によってしこりの中に留置した専用の電極針にジュール熱を発生させる方法で、乳がんを焼いて治療します。すでに肝細胞がん（肝がん）では保険適応され実地医療が行われていますが、乳がんでは治療後に乳房放射線

ラジオ波焼灼治療前後のMRI画像

焼灼後は矢印で示した腫瘍が消失し、無信号によるリング状陰影が見えます。

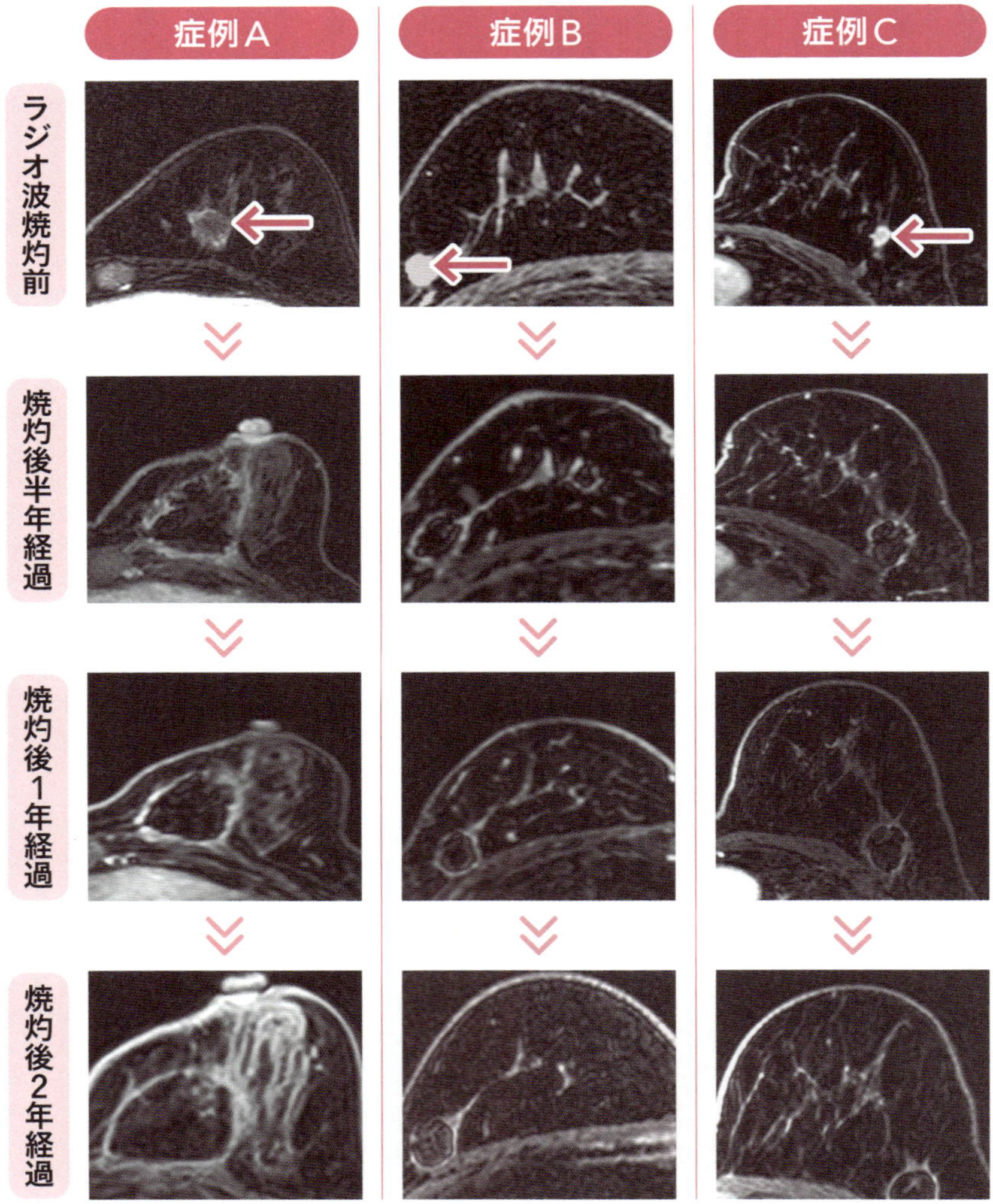

ラジオ波焼灼治療とは

皮膚表面から乳がんの患部に電極を刺入し、高周波電流により乳がん組織を消滅させる治療法です。

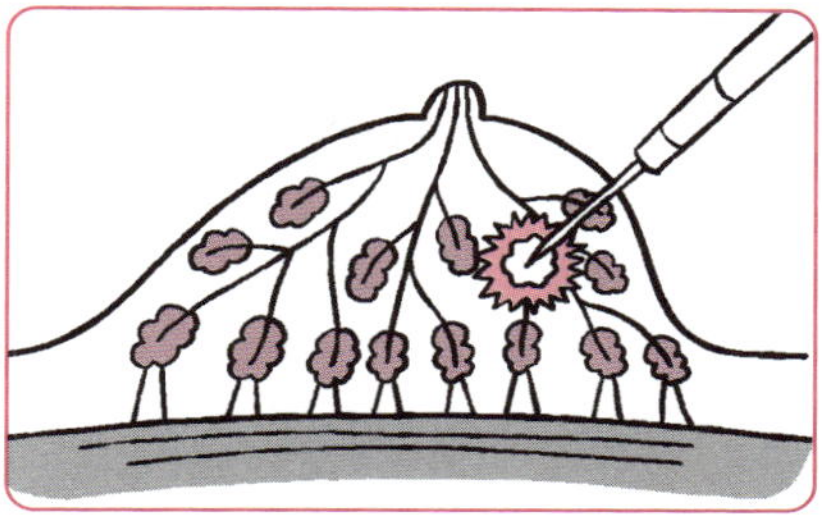

乳房を切らないラジオ波焼灼治療の概要

早期乳がん（腫瘍径1.5cm以下、単発）

- 針生検で組織学的に原発に浸潤性乳管がん、または非浸潤性乳管がんであることが証明されている
- 腫瘍の大きさが、術前の画像検査において、すべて直径1.5cm以下の単発限局変形である
- がんの皮膚浸潤や皮膚所見が（Delle）が認められない
- 前治療なし　●年齢が20歳以上の女性
- 正常な臓器機能を有し、術後放射線治療の実施に耐えうる
- 触診と画像診断にて腋窩リンパ節転移が明らかでない
- 患者本人から文書にて同意
- 適格基準に該当し、除外規準に該当しない

↓

全身麻酔下にラジオ波焼灼療法(RFA)を実施
全乳房照射ならびにガイドラインに準拠した補助療法を実施

↓

- 放射線照射終了後、約３ヶ月に画像診断および超音波ガイド下吸引式針生検を実施する
- 吸引式針生検で病変残存が確認された場合は、外科的切除術を行う
- 治療時、放射線治療終了後約３ヶ月の有害事象発生割合を評価する

日本乳癌学会HP「RFA早期乳癌適正使用指針」より

治療を必ず併用します。２０２３年末に保険適応となりましたが、画像診断によってリンパ節転移がなく、１・５㎝以下の乳管がんが治療の対象です。ラジオ波焼灼療法は、日本で研究が進められたオリジナルの乳がん治療といっても過言ではありません。ただし、安全に確実にラジオ波焼灼療法の普及を目指すことから、日本乳癌学会では実施できる施設を限定していますので、学会のホームページで確認してください。

内視鏡乳がん手術

内視鏡による切除術は、胃がんや大腸がんなどの低侵襲治療では多く使われるようになっていますが、乳がんの治療としては、まだそれほど普及していません。

乳がんの内視鏡下手術は、乳輪の境目と脇の下を２㎝程度切開して、そこから内視鏡や手術器具を挿入し、乳房の組織を胸の筋肉や皮膚からはがしていきます。この方法なら、乳房の皮膚を残して患部の中身だけを取りだすことができます。

さらに、ふだんは見えない場所に小さな切開を入れて手術を行うので、**小さな傷ですみます。傷が小さい分、回復も早く、血流を遮断しながら行うので、手術中の出血量も少なくなります。**

また、乳房の皮膚、乳首、乳輪もそのまま残せるので、外見的には以前と変わりませ

ん。そのため、美容的な効果が大きく、乳房再建もスムーズにできます。

しかし、乳がんの場合、この内視鏡手術は手術時間がかかり過ぎるため、まだ一部の病院でしか取り入れられていません。技術的にも、習熟した外科医のいる施設でしか行うことができないというのが現状です。

なお、最近はロボット手術を乳がん治療に導入する試みが始まり注目されています。

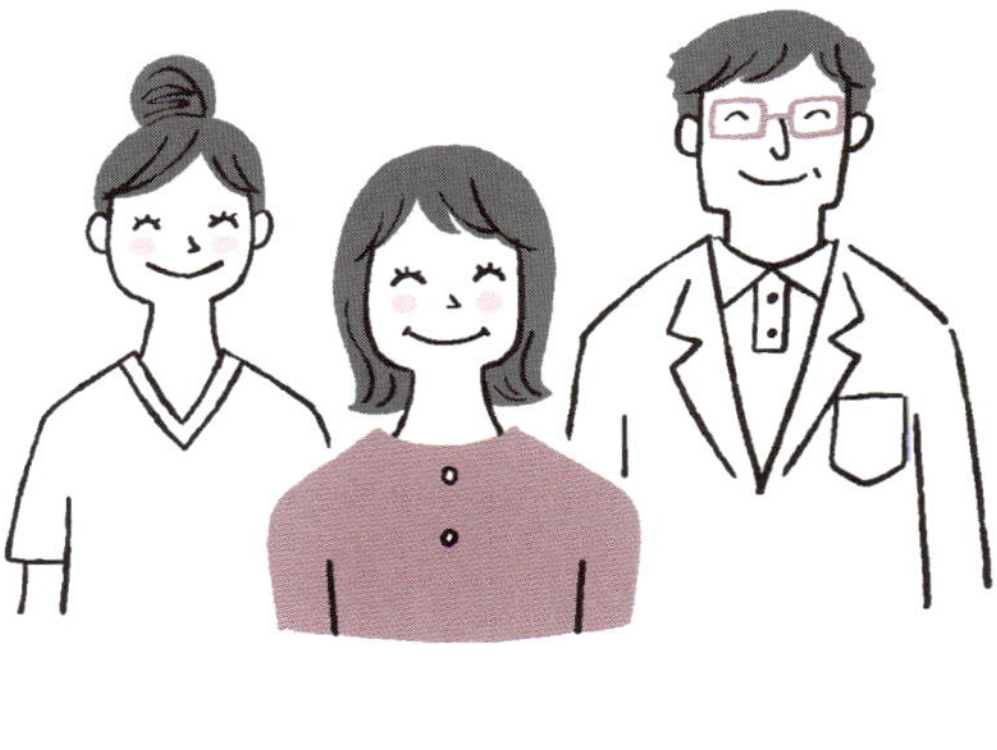

精密医療の時代を迎えて

✦Ｋｉ67は、がん細胞の細胞増殖の目安である
✦多遺伝子アッセイによる抗がん剤治療の選択
✦がん遺伝子パネル検査による治療の個別化

細胞周期の程度を表すＫｉ67

私たちの体を構成する細胞は、絶えず死んだり生まれたりして新陳代謝を行っています。これを細胞周期といいます。細胞が増殖して分裂するためには、まず細胞の設計図であるＤＮＡが複製されなければなりません。がんはこの細胞周期が暴走してＤＮＡが無秩序に複製され、細胞が増殖している状態です。

Ｋｉ67はドイツのキール大学で発見されたタンパク質です。以前から細胞周期の程度を表すことが知られていた分子のひとつで、細胞増殖の指標として利用されています。抗Ｋｉ67抗体（ＭＩＢ-１抗体）でがん細胞を染めると細胞の核が染まります。

たとえば１千個のがん細胞のうち、何個染まっているかを調べ、その数からパーセン

テージで表します。その結果、Ｋｉ67が20％未満であれば増殖の速度が遅く、抗がん剤が効きにくいタイプの乳がんであることが報告されました。

一方、薬物療法の前と後でＫｉ67の値が大きく低下するタイプの乳がんでは、腫瘍が著しく縮小し、生命予後が良好であったという報告もあります。

しかし、Ｋｉ67の数え方の手順が定まっていないことや、効果を予測するうえで何％のＫｉ67陽性が重要なのか、どの薬物療法で効果予測因子となりうるのかなど、まだまだ不明な点も多くあります。

がんの性質を調べる多遺伝子アッセイ

がんは正常な遺伝子が変化した細胞の集合体です。そこで数10個の腫瘍の**遺伝子のＲＮＡに注目して、その増幅と減弱を測定することで生命予後の予測が可能**であることがわかってきました。これを、**多遺伝子アッセイ**と言います。

オンコタイプＤｘは、ホルモン受容体陽性でリンパ節転移が0～3個の早期乳がんの再発リスクを評価する多遺伝子検査です。従来は病理診断のみで再発リスクを評価していましたが、この遺伝子診断によって抗がん剤が必要かそうでないかが選別できるようになり、不必要な抗がん剤治療を避けることが可能になりました。

前述したＫｉ67を含めた腫瘍の悪性度の診断とリンパ節転移の有無も重要な指標ですが、多遺伝子アッセイを加えることで適切に薬物療法が選択できます。

がん遺伝子パネル検査

がん遺伝子パネル検査とは、**がん細胞の遺伝子の変化を調べて適切な治療薬を検討する検査**です。全国の主ながん専門施設で行われ、患者さんのがん組織や血液を使って数百の遺伝子を一度に調べます。その結果は、がんの専門家で検討されて、そのような薬剤が効きやすいか担当医に報告されます。

すでに標準的な薬物療法が行われた乳がんの方に保険が適応されますが、必ずしも効果的な薬剤が見つかるとは限りません。

新たな抗ＨＥＲ２薬「トラスツズマブ デルクステカン」

ＨＥＲ２陽性とＨＥＲ２低発現乳がんの治療の要となる、新たな抗ＨＥＲ２抗体薬を紹介します。

ＨＥＲ２はがん細胞の増殖に重要な役割をはたしていますが、これまでの抗ＨＥＲ２

療法は、ＨＥＲ２陽性乳がんが治療の対象でした。一方、**日本で開発されたトラスツズマブデルクステカン（商標名「エンハーツ」）はトラスツズマブに新たな抗がん剤を結合させた抗体薬物複合体です。この薬剤は細胞膜に発現するＨＥＲ２タンパクの強さと量に関係なく乳がんに奏功して、これまでの抗ＨＥＲ２療法や抗がん剤よりも病状を抑える効果に優れている**ことが証明されました。現在、ＨＥＲ２発現の意義を見直すためにＨＥＲ２発現を定量的にあるいは定性的に評価する研究が進んでいます。

ほかにも、細胞の増殖を制御するタンパク質を阻害して乳がんの増殖を抑える、分子標的治療薬のｍＴＯＲ（エムトール）阻害薬のエベロリムス（商標名「アフィニトール」）や、血管内皮増殖因子に結合してその働きを抑える血管新生阻害剤で分子標的治療剤のベバシズマブ（商標名「アバスチン」）などがあり、進行再発乳がんへの効果が認められています。

進歩を続ける放射線治療

✦切除断端だけを狙って放射線治療を行う乳房部分照射
✦少ない照射回数で、同じ効果の乳房寡分割《かぶんかつ》照射

乳房部分照射と乳房寡分割照射

今のところ、乳房温存療法では、乳房部分切除術と放射線治療がセットになっていて、放射線は温存した乳房全体に照射されています。

ところが海外では、乳房部分切除と同時に照射を行ったり、切除した部分に特殊な風船を入れて放射線治療をしたり、1週間ほど集中的に放射線照射するなど、新しい治療法が試みられています。

日本でもこうした新しい試みが進んでおり、たとえば、乳がん手術後に再発の原因となることが多い「切除断端」※に、重点的に放射線治療を行う「乳房部分照射」という方法も試みられています。

※切除断端に腫瘍が残ることを断端陽性、腫瘍が残っていない場合を断端陰性という。

「痛み」を我慢しない！ 疼痛治療法の基本原則

「痛み」の緩和は、治療に直結する大切なケアです。痛みは止めたほうが体力や精神力が回復し、免疫力も上がって、安心して積極的な治療を受けられます。乳がんの痛みの多くは、WHOの「がん疼痛治療法」によって緩和されるようになりました。疼痛治療薬は経口薬が第一次選択となり、鎮痛作用がきれる前に定期的に薬を投与します。その際の基本原則は下記のとおりです。

1. **経口投与**
2. **一定時間ごとに行う投与**
3. **痛みの強さに対応した段階的に強い 鎮痛剤を投与**
4. **患者個々に対応した量の調節**
5. **副作用対策など**

ほかにも、放射線の1回線量を上げて少ない回数で放射線治療を完遂する「乳房寡分割照射」も行われています。臨床試験の結果では、従来の放射線療法と局所の再発率は同じでした。

乳房部分照射も、乳房寡分割照射が一般的になれば治療のために何十回も通院する必要がなくなり、患者さんにとっても、社会的にも、経済的にも、より有意義な放射線治療といえます。

ただし、乳房部分照射と乳房寡分割照射はまだ普及していませんので、治療される施設で可能かどうか担当医に相談してみましょう。

診療ガイドラインとSDM

✦臨床試験の結果を客観的に評価する診療ガイドライン
✦医療者と患者さんが同じ目線で診療を計画するSDM

患者さんの状態と、おかれている環境も考慮

最新医療を反映し、患者さんの病状に合った診断と治療を提案する指針が「診療ガイドライン」です。これは、さまざまな研究や臨床試験の結果に基づき、診断や治療方法の信頼性や妥当性から、どれだけ推奨できるかを示したものです。日本では、日本乳癌学会がホームページで医療従事者向けと患者さん向けのガイドラインを提供しています。

乳がん治療では、今後さらにサブタイプに応じた新薬の開発が進んでいくと予測されています。しかし、新薬は高額であり、従来の薬とは異なる副作用も発生する可能性があります。そのため、診療ガイドラインでは、新薬による治療がその患者さんに適しているかどうかを「益と害」の観点から評価しています。

医師は複数の治療選択肢を提示し、医師や看護師、薬剤師などの医療従事者が患者さんやそのご家族を支援しながら、最善の治療法を一緒に見つけだします。

このプロセスをＳＤＭ（Ｓｈａｒｅｄ《シェアード》 Ｄｅｃｉｓｉｏｎ《ディシジョン》 Ｍａｋｉｎｇ《メーキング》）とよび、医療従事者と患者さん、そしてご家族が豊かなコミュニケーションを通じて、よりよい医療を実現することを目指しています。

再発におびえて暮らすよりも、受け入れて自分らしく生きる

がんになったからといって、日常生活の禁止事項はありません。体調さえよければ、仕事、趣味、運動など、なにをしてもかまいません。大切なのは、自分の病気を受け入れて、最善の治療法を選択していくことです。

私は、「がんとお友達になってください」とよく言いますが、それはもうひとりの自分を受け入れ、あせらず自然に過ごしましょうという意味合いが含まれています。自分自身と向き合うつもりでがんとの共生をはかり、医療従事者やがんの治療を通して知り合った友達、ご家族、友人・知人を含めたすべての人たちとの、信頼関係を築くことが大切だと思っています。

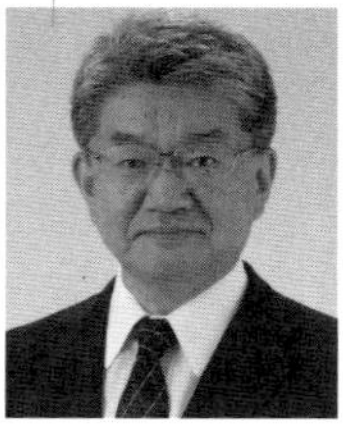

井本《いもと》　滋《しげる》

1960年 東京生まれ。1985年 慶應義塾大学医学部卒業。慶應義塾大学病院外科。1986年 慶應義塾大学医学部一般消化器外科学教室。1992年国立がんセンター東病院乳腺外科。2001年 同病院乳腺科医長。2007年 杏林大学医学部乳腺外科教授。日本外科学会理事。がん集学的治療研究財団理事。FACO理事。SIS理事。第29回日本乳癌学会学術総会会長。日本乳癌学会元理事長。がん研究振興財団がん研究助成金受賞。刀林賞受賞。田宮記念賞受賞。

Staff

編集協力　引田光江（グループONES）　渡辺典子
デザイン　加藤美保子
イラスト　秋葉あきこ

正しい理解が治療の第一歩

乳がん

2024年10月30日　初版第1刷発行

著　者　井本 滋
発行者　佐藤 秀
発行所　株式会社 つちや書店
〒100-0023　東京都文京区向丘1-8-13
電話 03-3816-2071　FAX 03-3816-2072
HP http://tsuchiyashoten.co.jp/
E-mail info@tsuchiyashoten.co.jp
印刷・製本 日経印刷株式会社

落丁・乱丁は当社にてお取り替え致します。